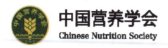
中国营养学会
Chinese Nutrition Society

中国学龄儿童
膳食指南（2016）

中国营养学会　编著

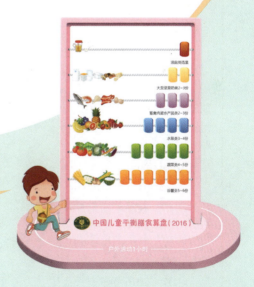

人民卫生出版社

图书在版编目（CIP）数据

中国学龄儿童膳食指南.2016/中国营养学会编著.—北京：人民卫生出版社，2016

ISBN 978-7-117-23250-0

Ⅰ.①中… Ⅱ.①中… Ⅲ.①学龄儿童-膳食营养-中国-2016-指南 Ⅳ.①R153.2-62

中国版本图书馆 CIP 数据核字（2016）第 214323 号

人卫智网　www.ipmph.com　医学教育、学术、考试、健康、
　　　　　　　　　　　　　购书智慧智能综合服务平台
人卫官网　www.pmph.com　人卫官方资讯发布平台

版权所有，侵权必究！

中国学龄儿童膳食指南（2016）

编　　著：中国营养学会
出版发行：人民卫生出版社（中继线 010-59780011）
地　　址：北京市朝阳区潘家园南里 19 号
邮　　编：100021
E - mail：pmph @ pmph.com
购书热线：010-59787592　010-59787584　010-65264830
印　　刷：北京盛通印刷股份有限公司
经　　销：新华书店
开　　本：710×1000　1/16　印张：5
字　　数：69 千字
版　　次：2016 年 9 月第 1 版　2016 年 9 月第 1 版第 1 次印刷
标准书号：ISBN 978-7-117-23250-0/R·23251
定　　价：20.00 元

打击盗版举报电话：010-59787491　　E-mail：WQ @ pmph.com
（凡属印装质量问题请与本社市场营销中心联系退换）

中国居民平衡膳食宝塔（2016）

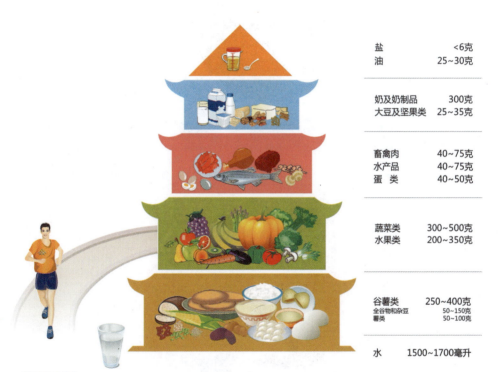

盐	<6克
油	25~30克
奶及奶制品	300克
大豆及坚果类	25~35克
畜禽肉	40~75克
水产品	40~75克
蛋 类	40~50克
蔬菜类	300~500克
水果类	200~350克
谷薯类	250~400克
全谷物和杂豆	50~150克
薯类	50~100克
水	1500~1700毫升

每天活动6000步

中国好营养微信公众号　　中国营养学会官网
http://www.cnsoc.org

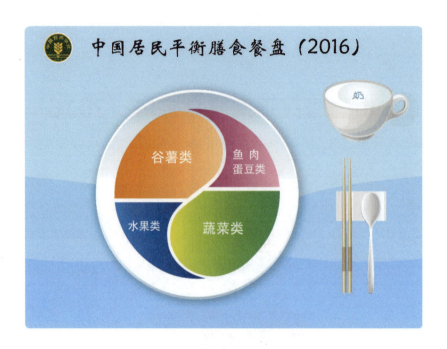

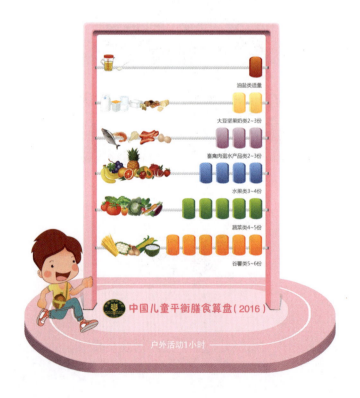

《中国居民膳食指南(2016)》修订专家委员会

一、指导委员会

王陇德　葛可佑　常继乐　张　辉　梁晓峰

二、修订专家委员会

主　任：杨月欣

副主任：杨晓光　孔灵芝　吴良有　翟凤英　程义勇　郭俊生　苏宜香

委　员：(按姓氏拼音排序)

蔡云清　常翠青　陈　雁　丁钢强　郭长江　郭红卫
韩军花　李　铎　马爱国　马冠生　施小明　孙长颢
孙建琴　孙君茂　陶茂萱　王　梅　王东阳　王培玉
严卫星　于　康　张　兵　张　丁

三、秘书组

组　长：王莉莉

副组长：赖建强　张环美

成　员：王晓黎　何宇纳　荣　爽　何　梅　程广燕　范志红　刘培培　丁　昕　张　涵

《中国学龄儿童膳食指南(2016)》
修订专家委员会

总负责：杨月欣　中国营养学会　理事长

组　长：马冠生　中国营养学会　副理事长
　　　　　　　　　　北京大学公共卫生学院营养与食品卫生系　教授

副组长：胡小琪　中国疾病预防控制中心营养与健康所　研究员
　　　　　　马　军　北京大学公共卫生学院　教授

委　员：刘爱玲　中国疾病预防控制中心营养与健康所　研究员
　　　　　　杜松明　中国营养学会　研究员
　　　　　　赵　耀　北京市疾病预防控制中心　主任医师
　　　　　　陶芳标　安徽医科大学公共卫生学院　教授
　　　　　　马文军　广东省公共卫生研究院　主任医师
　　　　　　刘祥瑞　上海市学生营养与健康促进会　副会长
　　　　　　刘友学　重庆医科大学附属儿童医院　研究员
　　　　　　郭建军　国家体育总局体育科学研究所青少年体育研究与发展
　　　　　　　　　　中心　副研究员

秘　书：张　倩　中国疾病预防控制中心营养与健康所　研究员
　　　　　　宋　超　中国疾病预防控制中心营养与健康所　副研究员
　　　　　　栾德春　辽宁省疾病预防控制中心　主任医师

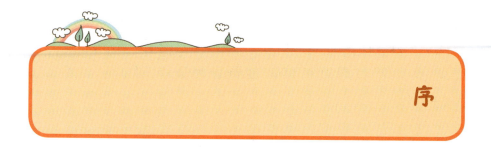

序

  营养在中国具有悠久的历史,《黄帝内经》中就已提出"五谷为养,五果为助,五畜为益,五菜为充"的饮食原则,在中国几千年的历史记载中不乏饮食养生的思想,从多方面论述保持饮食平衡、维护身体健康的方法。居民营养与慢性病状况是反映一个国家经济社会发展、卫生保健水平和人口健康素质的重要指标,关系到国家长期可持续发展的战略,也影响到国家的国际竞争力。

  为适应居民营养健康的需要,提高居民健康意识,帮助居民合理选择食物,减少或预防慢性病的发生,我国于1989年首次发布了《我国居民膳食指南》,并于1997年和2007年对《中国居民膳食指南》进行了两次修订。为保证《中国居民膳食指南》的时效性和科学性,使其真正切合居民营养健康需求,2014年起,国家卫生计生委委托中国营养学会组织专家根据我国居民膳食结构变化,历经两年多时间,修订完成《中国居民膳食指南(2016)》。

  新的中国居民膳食指南是以科学证据为基础,从维护健康的角度,为我国居民提供食物营养和身体活动的指导,所述内容都是从理论研究到生活实践的科学共识,在指导、教育我国居民采用平衡膳食、改善营养状况及增强健康素质方面具有重要现实意义和历史意义。

  近年来,随着社会经济发展,我国居民健康状况和营养水平不断改善,但《中国居民营养与慢性病状况报告(2015年)》显示,与膳食营养相关的慢性病对我国居民健康的威胁日益凸显,尤其贫困地区营养不良的问题依然存在。《中国居民膳食指南(2016)》将通过帮助居民改善膳食结构,起到引导食物生产与消费、促进健康发展等重要作用。这是广大营养工作者的"营养梦",也是造福人民的"健康梦"。希望社会各界携手共进,希望广大营养工作者全力投入,为建设健康中国,全面建成小康社会,实现中华民族的伟大复兴奠定坚实的基础。

国家卫生计生委副主任
国家中医药管理局局长 王国强
2016 年 4 月

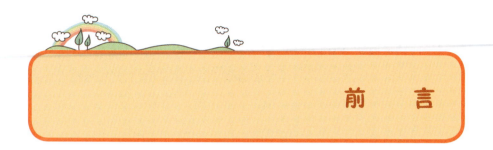

前 言

学龄儿童是指从6岁到不满18岁的未成年人。在这期间他们生长发育迅速,充足的营养是他们智力和体格正常发育,乃至一生健康的物质基础。同时这也是一个人饮食行为和生活方式形成的关键时期,培养他们从小养成健康的饮食行为和生活方式将使他们受益终生。

近年来,我国学龄儿童营养与健康状况有了很大的改善,但仍面临诸多问题。一方面,学龄儿童营养不良依然存在,钙、铁、维生素A等微量营养素摄入不足还十分常见。另一方面,超重、肥胖检出率持续上升,高血脂、高血压、糖尿病等慢性非传染疾病低龄化问题日益凸显,并悄然威胁着他们的健康。同时,不少学生及其家长和学校教职员工的营养知识匮乏、健康素养普遍偏低,不健康的饮食行为常见,如不吃早餐或早餐营养不充足;吃零食、喝含糖饮料现象普遍,还有少数儿童偶尔饮酒。另外,学龄儿童身体活动不足、静坐及视屏时间长、睡眠不足的现象也越来越普遍。这些不仅阻碍了学龄儿童的健康成长,也将妨碍国民经济的持续稳定发展。

2014年发布的《中国食物与营养发展纲要(2014—2020年)》提出:"将食物与营养知识纳入中小学课程,加强对教师、家长的营养教育和对学生食堂及学生营养配餐单位的指导,引导学生养成科学的饮食习惯。"2016年5月13日,国家卫生计生委正式发布了《中国居民膳食指南(2016)》,它以科学证据为基础,结合我国居民的营养健康状况、膳食习惯和食物供应情况,在食物摄入、身体活动以及饮食文化等多个方面提出了科学指导,适用于2岁以上的健康人群。但是,与其他人群相比,学龄儿童在生长发育期间有其独特之处。为此,在《中国居民膳食指南(2016)》一般人群膳食指南和学龄

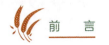

前言

儿童膳食指南的基础上,我们综合分析了我国学龄儿童的营养与健康状况,探究了合理膳食、饮食行为与健康状况关系对原内容进行了扩充,使其更加全面、完善。经过反复论证和征求意见,制定了《中国学龄儿童膳食指南(2016)》。采用科学易懂的语言,引导学龄儿童认识食物,提高营养素养;科学安排三餐,合理选择零食,充足饮水,禁止饮酒,结合多样化的身体活动,保持适宜体重增长。为了更形象地展示学龄儿童膳食指南核心推荐内容,特制定了"中国儿童平衡膳食算盘",还利用色彩和算珠来示意合理膳食的食物搭配,以进一步促进我国学龄儿童的营养与健康,推广均衡膳食的科学理念。

本书是《中国居民膳食指南(2016)》中学龄儿童指南部分的完整版,相比增加了证据、实践、链接部分。从科学实用的角度,提出了我国学龄儿童膳食营养的基本原则,介绍了如何做到合理膳食和积极运动,为基层营养工作者提供了浅显易懂、操作性强的营养知识。可为医院、疾控中心、学校教师和供餐人员等学生营养相关工作者提供科学指导,也可供中小学生及其家长学习营养知识参考使用。由于编者水平所限,难免在书中出现一些不足之处,敬请读者批评指正。

《中国学龄儿童膳食指南(2016)》修订专家委员会

2016 年 7 月

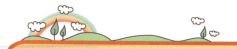

中国居民膳食指南(2016)核心·推荐

 一、食物多样,谷类为主
Eat a variety of foods, cereal based

平衡膳食模式是最大程度上保障人体营养需要和健康的基础,食物多样是平衡膳食模式的基本原则。每天的膳食应包括谷薯类、蔬菜水果类、畜禽鱼蛋奶类、大豆坚果类等食物。建议平均每天至少摄入 12 种以上食物,每周 25 种以上。谷类为主是平衡膳食模式的重要特征,每天摄入谷薯类食物 250~400 克,其中全谷物和杂豆类 50~150 克,薯类 50~100 克;膳食中碳水化合物提供的能量应占总能量的 50% 以上。

 二、吃动平衡,健康体重
Be active to maintain a healthy body weight

体重是评价人体营养和健康状况的重要指标,吃和动是保持健康体重的关键。各个年龄段人群都应该坚持天天运动、维持能量平衡、保持健康体重。体重过低和过高均易增加疾病的发生风险。推荐每周应至少进行 5 天中等强度身体活动,累计 150 分钟以上;坚持日常身体活动,平均每天主动身体活动 6000 步;尽量减少久坐时间,每小时起来动一动,动则有益。

三、多吃蔬果、奶类、大豆
Eat plenty of vegetables, fruits, dairy products and soybeans

蔬菜、水果、奶类和大豆及制品是平衡膳食的重要组成部分,坚果是膳食的有益补充。蔬菜和水果是维生素、矿物质、膳食纤维和植物化学物的重要来源,奶类和大豆类富含钙、优质蛋白质和B族维生素,对降低慢性病的发病风险具有重要作用。提倡餐餐有蔬菜,推荐每天摄入 300~500 克,深色蔬菜应占 1/2。天天吃水果,推荐每天摄入 200~350 克的新鲜水果,果汁不能代替鲜果。吃各种奶制品,摄入量相当于每天液态奶 300 克。经常吃豆制品,相当于每天大豆 25 克以上,适量吃坚果。

四、适量吃鱼、禽、蛋、瘦肉
Eat moderate amount of fish, poultry, eggs and lean meats

鱼、禽、蛋和瘦肉可提供人体所需要的优质蛋白质、维生素 A、B 族维生素等,有些也含有较高的脂肪和胆固醇。动物性食物优选鱼和禽类,鱼和禽类脂肪含量相对较低,鱼类含有较多的不饱和脂肪酸;蛋类各种营养成分齐全;吃畜肉应选择瘦肉,瘦肉脂肪含量较低。过多食用烟熏和腌制肉类可增加肿瘤的发生风险,应当少吃。推荐每周摄入水产类 280~525 克,畜禽肉 280~525 克,蛋类 280~350 克,平均每天摄入鱼、禽、蛋和瘦肉总量 120~200 克。

五、少盐少油，控糖限酒
Limit salt, cooking oil, added sugar and alcohol

我国多数居民目前食盐、烹调油和脂肪摄入过多，这是高血压、肥胖和心脑血管疾病等慢性病发病率居高不下的重要因素，因此应当培养清淡饮食习惯，成人每天食盐不超过 6 克，每天烹调油 25~30 克。过多摄入添加糖可增加龋齿和超重发生的风险，推荐每天摄入糖不超过 50 克，最好控制在 25 克以下。水在生命活动中发挥重要作用，应当足量饮水。建议成年人每天 7~8 杯（1500~1700 毫升），提倡饮用白开水或茶水，不喝或少喝含糖饮料。儿童少年、孕妇、乳母不应饮酒，成人如饮酒，一天饮酒的酒精量男性不超过 25 克，女性不超过 15 克。

六、杜绝浪费，兴新食尚
Develop healthy eating habits, avoid food waste

勤俭节约，珍惜食物，杜绝浪费是中华民族的美德。按需选购食物、按需备餐，提倡分餐不浪费。选择新鲜卫生的食物和适宜的烹调方式，保障饮食卫生。学会阅读食品标签，合理选择食品。应该从每个人做起，回家吃饭，享受食物和亲情，创造和支持文明饮食新风的社会环境和条件，传承优良饮食文化，树健康饮食新风。

中国学龄儿童膳食指南(2016)核心推荐

一、认识食物,学习烹饪,提高营养科学素养
Learn to be food savvy and how to cook, and improve your literacy on nutritional science

二、三餐合理,规律进餐,培养健康饮食行为
Eat regularly, make reasonable arrangements for three meals a day, and adopt healthy eating behaviours

三、合理选择零食,足量饮水,不喝含糖饮料
Choose your snacks rationally, drink enough water and avoid sugary drinks

四、不偏食节食,不暴饮暴食,保持适宜体重增长
Avoid being a picky eater or a binge eater; appropriate weight gain makes you healthy and beautiful

五、保证每天至少活动60分钟,增加户外活动时间
Exercise at least 60 minutes every day and spend more time outdoors

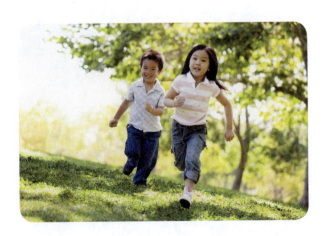

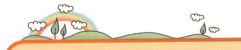

目 录

一、修订背景 ………………………………………………… 1

二、中国学龄儿童膳食指南(2016) …………………………… 2

  （一）认识食物,学习烹饪,提高营养科学素养 …………… 2
    【提要】 ……………………………………………… 2
    【关键推荐】 ………………………………………… 3
    【实践应用】 ………………………………………… 4
    【科学依据】 ………………………………………… 8
    【链接】 ……………………………………………… 10

  （二）三餐合理,规律进餐,培养健康饮食行为 …………… 13
    【提要】 ……………………………………………… 13
    【关键推荐】 ………………………………………… 13
    【实践应用】 ………………………………………… 14
    【科学依据】 ………………………………………… 17
    【链接】 ……………………………………………… 20

  （三）合理选择零食,足量饮水,不喝含糖饮料 …………… 21
    【提要】 ……………………………………………… 21
    【关键推荐】 ………………………………………… 22
    【实践应用】 ………………………………………… 22
    【科学依据】 ………………………………………… 25
    【链接】 ……………………………………………… 27

  （四）不偏食节食,不暴饮暴食,保持适宜体重增长 ……… 30

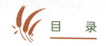

目　录

　　【提要】……………………………………………………………30

　　【关键推荐】………………………………………………………30

　　【实践应用】………………………………………………………31

　　【科学依据】………………………………………………………34

　　【链接】……………………………………………………………38

　（五）保证每天至少活动 60 分钟,增加户外活动时间………40

　　【提要】……………………………………………………………40

　　【关键推荐】………………………………………………………41

　　【实践应用】………………………………………………………41

　　【科学依据】………………………………………………………43

　　【链接】……………………………………………………………45

三、中国儿童平衡膳食算盘(2016)………………………47

附录　学龄儿童各类食物建议摄入量………………49

主要参考文献……………………………………………………50

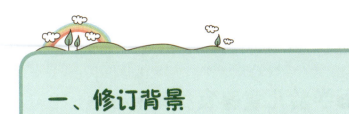

一、修订背景

膳食指南是根据营养科学原则和居民的营养健康需要,结合食物生产、供应情况及人群饮食生活实践,由政府或权威机构提出的有关膳食和身体活动的指导性建议。供居民根据自己的情况参照实践。

2016年5月13日国家卫生计生委新闻办正式发布了《中国居民膳食指南(2016)》。《中国居民膳食指南(2016)》是在2007年版的基础上,由中国营养学会组织全国上百名营养学家,按照规范程序,经过问题分析、认真循证、广泛征求意见,反复修改后完成。

《中国居民膳食指南(2016)》包括一般人群膳食指南、特定人群膳食指南(婴幼儿、孕妇乳母、儿童少年、老年人和素食人群)、中国居民平衡膳食宝塔、中国居民平衡膳食餐盘和中国儿童平衡膳食算盘。

《中国居民膳食指南(2016)》共有6条核心推荐,适用于2岁以上的健康人群。《中国学龄儿童膳食指南(2016)》是在《中国居民膳食指南(2016)》一般人群膳食指南的基础上,通过对学龄儿童营养与健康状况的现状分析、对合理膳食、饮食行为与健康状况关系的询证,起草形成,又经过征求意见,几经修改成稿的。

《中国居民膳食指南(2016)》适用于2岁及以上人群,其中一般人群膳食指南包含6条核心推荐。《中国学龄儿童膳食指南(2016)》在一般人群膳食指南基础上,又增加了5条核心推荐。

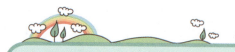

二、中国学龄儿童膳食指南(2016)

学龄儿童是指从6岁到不满18岁的未成年人。学龄儿童生长发育迅速,对能量和营养素的需要量相对高于成年人,充足的营养是智力和体格正常发育,乃至一生健康的物质保障。因此,更需要强调合理膳食、均衡营养。学龄期也是饮食行为和生活方式形成的关键时期,家庭、学校和社会要积极开展饮食教育,培养学龄儿童健康的饮食行为和生活方式。在一般人群膳食指南的基础上,学龄儿童要养成健康的饮食行为、经常进行多样性的身体活动,保持适宜的体重增长,以促进身心健康。

（一）认识食物,学习烹饪,提高营养科学素养

 【提要】

学龄期是学习营养健康知识、养成健康生活方式、提高营养健康素养的关键时期。学龄儿童应积极学习营养健康知识,了解和认识食物及食物对健康的影响,学会选择食物、烹调和合理膳食的生活技能;传承我国优秀饮食文化和礼仪,提高营养健康素养,养成健康的饮食行为。家长应学会并将

二、中国学龄儿童膳食指南(2016)

营养健康知识融入到学龄儿童的日常生活中,学校应开设符合学龄儿童特点的营养与健康教育相关课程,营造校园营养环境。家庭、学校和社会要共同努力,关注和开展学龄儿童的营养健康教育,帮助他们从小养成健康的生活方式。

【关键推荐】

- 认识食物,了解食物对健康的影响。
- 合理搭配食物,培养健康饮食行为。
- 参与食物的选择与烹饪,传承我国优秀饮食文化。
- 家庭、学校和社会应共同开展饮食教育,提高营养科学素养。

学龄期是学习营养健康知识、养成健康生活方式、提高营养健康素养的关键时期。学龄儿童应了解和认识食物及其在维护健康、预防疾病中的作用,学会选择食物、烹调和合理搭配食物的生活技能;逐步培养健康饮食行为和习惯,传承我国优秀饮食文化和礼仪,提高营养健康素养。

家庭、学校和社会要共同努力,关注和开展学龄儿童的营养健康教育,帮助他们从小养成健康的生活方式。家长应学会并将营养健康知识融入到学龄儿童的日常生活中。学校应开设符合学龄

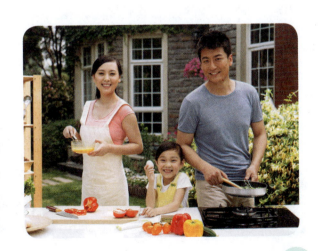

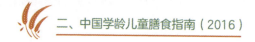

二、中国学龄儿童膳食指南（2016）

儿童特点的营养与健康教育相关课程，营造校园营养环境。

 【实践应用】

1. 从认识食物开始

食物是人类赖以生存的物质基础，供给人体必需的营养素和生物活性物质。每一种食物都有其独特的营养价值，合理膳食和均衡营养对维持机体的生理功能、促进学龄儿童体格和智力的正常发育至关重要。

学龄儿童应了解食物和营养的相关知识，学会选择与合理搭配食物，并养成健康的饮食行为。首先，要认识食物，了解食物的来源、分类、主要营养特点，了解食物的生长、加工、烹调，及其对食物营养价值的影响，了解食物的

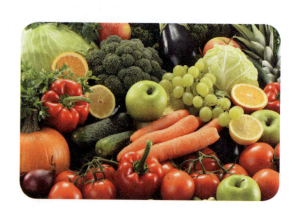

消化吸收、及其对健康的影响。在此基础上，了解中国居民膳食指南和平衡膳食宝塔，了解食物多样化原则，注意荤素搭配、粗细搭配等。学会使用食品营养标签合理选择食品。掌握健康饮食制作技能，科学管理自身饮食。

2. 学习烹饪，传承优秀饮食文化

尽可能多地参与到家庭食物的选择、购买，参与食物的加工和烹调等；了解和认识食物，学习食物的合理搭配、烹饪知识和技能。

家长和老师要教导儿童了解不同地域的饮食习惯与风俗，传承优秀的饮食文化，注意培养餐桌礼仪，如主动请家中长辈入座、就餐时不大声喧哗、

二、中国学龄儿童膳食指南（2016）

不随意翻动盘中的食物等。餐前，让儿童一起为家人摆放餐具；餐后，让儿童一起收拾餐桌、清洗碗筷等。培养儿童怀着感恩的心享受每一餐饭，"一粥一饭当思来之不易，半丝半缕恒念物力维艰"。

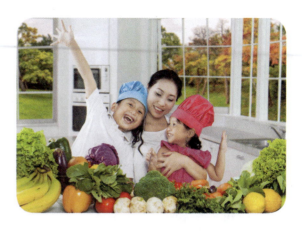

教会儿童珍惜食物、保护环境，从"光盘行动"做起，不剩饭菜；在外就餐点菜要适量，不铺张浪费。

3. 充分发挥家长的引导作用

父母在孩子学习营养健康知识方面起着重要的作用，也对孩子饮食行为的建立和形成起着至关重要的作用。

（1）家长应学习和掌握营养知识，改变自身不健康饮食行为，通过言传身教，有意识地培养儿童选择健康食物的能力。家长要尽可能多地和孩子一起就餐，利用各种机会对孩子的食物选择进行提醒、引导和指导。

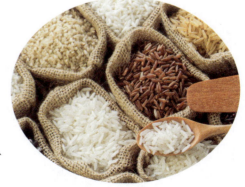

（2）和孩子一起到农村，让孩子在耕种、采摘、收割等体验中，了解食物的生长过程，体验种植养殖的辛苦、收获的喜悦等，使他们懂得选择营养健康的食物、珍惜食物、与大自然和谐相处。

4. 把营养健康融入学校教育

学校是实施营养健康教育的关键场所。开展以学校为基础的营养宣教

二、中国学龄儿童膳食指南（2016）

活动,可以显著提高中小学生的营养健康知识,改变营养健康态度,帮助他们建立健康的饮食行为。

（1）开设营养健康教育相关的课程。针对不同学龄儿童的年龄特征开展符合其特点的营养健康教育,包括平衡膳食、合理营养、优秀饮食文化、进餐礼仪等,开发宣传资料、标准课件、教具、工具等。

（2）营造营养健康教育校园环境。利用教室、校园广播、宣传栏、墙报等阵地,采取班会、讲座、竞赛、演讲、手抄报、同伴教育等形式开展营养健康主题宣教。

（3）做好学校食堂的膳食营养氛围建设。在学校食堂张贴海报、宣传画、展板等,或通过电视、液晶屏等途径宣传营养健康知识,组织相关人员在学生进餐时给予均衡膳食指导。

（4）增加学生的亲身体验活动。组织学生到食堂帮厨,参与食谱设计、食物准备、制作、分发、餐后清洁等过程。开辟"校园菜园"、带领学生到农场实践,让学生在实践中掌握营养知识,了解食物、珍惜食物。

（5）老师积极参与。老师应积极主动参与营养健康教育活动,将营养健康教育与教学相结合,让学生潜移默化地学会营养健康知识和技能。

（6）推动家-校联动。向家长普及营养知识,邀请家长参加营养健康教育活动,提高家长的膳食营养素质,形成家-校合力。

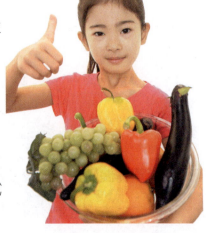

二、中国学龄儿童膳食指南（2016）

5. 创造社区营养氛围

学龄儿童的饮食行为会受到生活环境的影响，社区及其他机构也应该积极营造学龄儿童营养健康氛围，包括以下内容：

（1）利用每年的"学生营养日"、"全民营养周"等，广泛开展营养宣传教育，促进家庭和儿童对合理营养的认知，培养健康的饮食行为。

（2）因地制宜地开展社区营养健康教育活动。在社区设立营养宣传栏、举办社区健康大讲堂、开展社区家庭健康烹饪比赛、评选健康家庭、创立社区营养宣传指导员或志愿者等。

（3）鼓励媒体加入营养健康教育宣传。充分发挥媒体优势，制作营养健康视频资料或公益广告，开展线上平台教育，提供科学正确的饮食信息，减少食品广告对儿童食物消费的诱导。

（4）其他方面如组织食品企业、农场向公众开放，让儿童参观或参与食品种植、养殖及生产，认识食物。

6. 营造愉悦的就餐环境

家庭应营造轻松快乐的就餐环境，让儿童保持心情愉快，不在进餐时批评指责儿童；也不要把食物作为奖罚工具，例如不要因为儿童考试成绩理想而将吃某些食物作为奖励，也不能将食物拿走作为惩罚。

安排学龄儿童与家人或同学共同进餐，享受家人朋友团聚的快乐。良好的进餐环境还需要保持室内整洁、光线充足、空气流通、温度适宜、餐桌与食具清洁美观等。

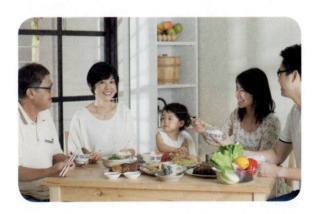

二、中国学龄儿童膳食指南（2016）

【科学依据】

关键事实
- 我国学龄儿童营养素养需要提高。
- 进餐时负性情绪可致进食障碍，表现为吃得过多或吃不健康的食物。
- 进餐不专注，如边吃饭边看电视，增加超重肥胖发生的风险。

1. 膳食营养教育缺失

2013年中国居民健康素养监测报告显示，我国15~24岁人群健康素养水平为9.39%。《中国儿童青少年营养与健康报告2014》显示，我国学生膳食营养素养低，主要为营养知识知晓水平低，仅有10%的学生知道《中国居民膳食指南》或中国居民平衡膳食宝塔，仅57%中西部农村小学生知道怎样通过饮食预防缺铁性贫血。学校基本营养健康教育课程缺失，儿童青少年营养素养和自我保健知识和能力缺乏。

2. 就餐环境不良

现实生活中存在父母或其他看护人进餐时教育批评儿童，强迫儿童进食，允许孩子边吃边玩、甚至边吃饭边看电视。马文军等对广州1539对儿童-家长的调查发现，进餐时父母"经常"或"有时"批评教育学龄儿童的比例分别为14.8%或27.5%，有5.9%或19.3%的儿童因被批评而"吃不下饭"或"勉强吃一点"。经常边吃饭边看电视的比例为42.3%，因看电视而对进餐影响较大的比例为39.4%。

3. 营养素养与健康的关系

提高学龄儿童膳食营养素养,有助于建立正确的饮食态度和形成健康的饮食行为。国内外多项研究发现,中小学生营养素养越高,营养知识越好,营养态度越积极,饮食行为越健康。

一项涵盖1993—2013年10年间开展的13项研究(美国6个,欧洲4个,大洋洲、中东、南非各1个;10个横断面研究、2个干预研究和1个队列研究,总人数17 233人)的系统综述表明,营养素养在学龄儿童的食物摄取行为形成中发挥着重要作用,建议在营养促进中要重点提高学龄儿童的营养素养。国内多项儿童营养健康教育研究均表明,通过营养干预/宣教,可使儿童及青少年的营养知识水平明显提高,营养态度明显改善,对建立正确的营养行为有明显促进作用。

学龄儿童的营养知识-态度-行为和营养状况与父母的营养知识-态度-行为密切相关,改善家庭饮食环境有利于学龄儿童形成健康的饮食行为。学龄儿童处于饮食行为形成的重要阶段,在很大程度上,他们的膳食营养生活技能受家长的影响。国内外研究表明,学龄儿童的营养行为与其父母的行为直接相关,以父母为榜样的引导可以增加儿童水果和蔬菜的摄入量。母亲是家庭食物的主要购买人,对食物的选择会影响儿童营养及饮食行为的形成。因此,提高家长,尤其是母亲对食物营养价值及对健康影响的认识,并指导他们合理地选择食物,对教育和促进儿童平衡膳食尤其重要。

4. 消极进餐情绪与健康

进餐环境和情绪影响学龄儿童的食物摄入与健康。多项研究显示,消极情绪如无聊、压抑和疲劳,可导致过多的食物摄入。Tomoko等的研究发现消极情绪下出现过多的食物摄入,可能与调查者进食控制能力下降有关。Lyman等报道,消极情绪下人们倾向于吃"不健康食物",在积极情绪下,倾向于吃"健康食物"。国内学者陈贵等的研究发现,超重、肥胖青少年的消极情绪体验与进食障碍倾向关系密切,提示对超重、肥胖者进行干预和治疗时,应把降低消极情绪作为重要策略包括其中。

5. 进餐不专注与健康

研究表明,进餐不专注可导致食物摄入过多或进食不健康食物,增加超重肥胖的发生风险。2013年Robinson等对1995—2012年发表的19篇文献(来自美国、澳大利亚、德国、荷兰的23 208名调查对象,其中9129名为儿童)进行系统综述显示,在就餐时看电视、听收音机或看书,用餐时以及餐后两小时的食物摄入量均增加,并且餐后两小时食物摄入的增加比用餐时更为明显。Bellissim等研究发现,与进餐时不看电视者比较,进餐时看电视者不能准确回忆看电视时食物摄入量,这可能导致调查对象餐后无目的地进食更多的脂肪和能量,潜在增加儿童肥胖和超重发生的风险。

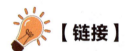

【链接】

1. 营养素养

营养素养(nutrition literacy)是个人获取、处理和理解食物和营养基本信息以及运用信息做出正确的健康决策的能力。营养素养不仅包括营养知识,还包括技能、行为,从知道食物的来源到有能力选择和准备食物,并采取符合膳食指南的行为。

2. 营养健康教育

指对饮食以及饮食相关过程进行的各方面教育,让人们了解必要的营养知识,提高自我保健意识,培养合理的饮食行为和生活方式而达到改善营养状况、防治营养缺乏病和慢性病,促进健康的目的。对于处于生长发育阶段的学龄儿童,营养健康教育不仅仅要促进他们的健康,更要促进其全面发展,要培养学龄儿童养成并保持健康、爱、感恩和分享的能力等。

《中国食物与营养发展纲要(2014—2020年)》指出,"将食物与营养知识纳入中小学课程,加强对教师、家长的营养健康教育和对学生食堂及学生营养配餐单位的指导,引导学生养成科学的饮食习惯"。

(1) 日本的营养健康教育

2005年日本颁布了《饮食教育基本法》,这是世界上规定全民饮食行为的第一部法律。《饮食教育基本法》中规定日本成立营养健康教育推进会议,制定营养健康教育推进计划。营养健康教育推进计划包括家庭营养健康教育、学校/保育所营养健康教育、社会改善饮食行为三部分。基本内容包括提高对饮食的关心、营养平衡的饮食、努力预防肥胖和生活习惯疾病并提高饮食的安全性等。日本在全国范围开展营养健康教育推进计划,取得显著效果。从2005年以来,仅公立中小学学校营养师的数量由2005年34人增加到2015年5356人。中学2年级学生不吃早餐的比例由2000年的25.1%下降到2010年的16.2%。

(2) 美国的营养健康教育

美国1997年启动营养教育和训练计划(NETP),致力于使师生了解食品营养和健康知识,提高膳食营养素养,培养良好饮食习惯,已经取得良好效果。《美国2000年教育目标法》规定:学校开展营养教育课程,传播营养信息,提高营养知识、营养技能、营养行为,目的是从知-信-行的统一中、从与学生营养密切相关的生活方式的文化情境中、从学生行为的文化和心理基础中,找到适宜的方法,实现学生营养目标。2012年美国第一夫人米歇尔·奥巴马针对肥胖的问题发起"让我们行动起来"的运动,提倡通过营养和运动改善儿童健康,并将学校作为最重要的宣传阵地。

(3) 我国的营养健康教育

1) 中国儿童营养健康教育项目:2010年启动,旨在以学校为基础,探索针对城市、农村不同地区的营养健康教育模式和适宜的营养健康教育计划的中国营养健康教育项目,通过开发、制作开展营养健康教育的实用教材、工具和加强学校相关工作人员的能力建设等,在改善学校学生及其家长、老师、领导的营养健康知识水平,培养学龄儿童健康的生活方式方面取得明显效果。

2)以"希望厨房"为依托的营养健康教育:以贫困农村学校食堂建设为主,逐步开展针对地方营养工作者、食堂工作人员、教师、学生的营养健康培训和营养健康教育。推广"希望厨房菜园子"为学生开辟实践场所。

3)"营"在校园——北京市中小学生平衡膳食促进行动:是北京市卫生计生委和北京市教委共同组织实施的,行动时间为2014—2020年,旨在通过合理膳食知识宣教、主题健康活动、校园营养师培养、学校健康食堂建设、家长沙龙、营养专家指导等途径,创立并完善社会-学校-家长-学生共同关注健康膳食、合理营养的支持性环境,促进中小学生从小养成健康饮食行为习惯。

3. 国外零食售卖的相关法规

电视广告对学龄儿童的食物选择行为影响很大,有调查显示,儿童在广告中看到某种食物的频率越高,想得到该种食物的次数越多。爱尔兰从2005年起开始禁播快餐和糖果的电视广告。法国要求所有媒体上针对儿童和成人的食品广告,凡是再加工产品,或是糖、盐或脂肪含量超过标准的,均需提供相关营养信息。英国禁止宣传高糖、高脂、高盐食品的广告在以学龄儿童为受众的电视节目和他们可能观看的普通节目中播出,禁止在面向16岁以下儿童的电视节目中播出高脂肪、高糖、高盐的食品。马来西亚禁止儿童电视节目播放快餐广告,禁止快餐公司赞助儿童电视节目。我国于2015年9月开始施行的《广告法》第三十九条规定:不得在中小学校、幼儿园内开展广告活动,不得利用中小学生和幼儿的教材、教辅材料、练习册、文具、教具、校服、校车等发布或者变相发布广告,但公益广告除外。

4. 消极情绪(negative affect)

消极情绪是指具有负效价的情绪,它是反映个体主观紧张体验与不愉

二、中国学龄儿童膳食指南（2016）

快投入的一般性情绪维度,包含了一系列令人厌恶的情绪体验,如愤怒、耻辱、厌恶、内疚与恐惧等,低的消极情绪水平表示一种平静的情绪状态。

（二）三餐合理,规律进餐,培养健康饮食行为

【提要】

学龄儿童应做到一日三餐,两餐间隔4~6小时,三餐定时定量。早餐提供的能量应占全天总能量的25%~30%、午餐占30%~40%、晚餐占30%~35%。每天吃早餐,保证早餐的营养充足,早餐应包括谷类、禽畜肉蛋类、奶类或豆类及其制品和新鲜蔬菜水果等食物。三餐不能用糕点、甜食或零食代替。天天喝奶,少吃含能量高、脂肪高、食盐高或添加糖高的餐饮和食品。

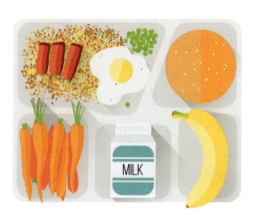

【关键推荐】

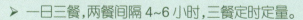

- 一日三餐,两餐间隔4~6小时,三餐定时定量。
- 早餐提供的能量和营养素应占全天的25%~30%、午餐占30%~40%、晚餐占30%~35%。
- 每天吃早餐,保证早餐的营养充足。
- 早餐应有谷类、禽畜肉蛋类、奶类或豆类及其制品和新鲜蔬菜水果

二、中国学龄儿童膳食指南（2016）

等食物。
- 天天喝奶。
- 少吃含能量、脂肪、食盐或添加糖高的食品或饮料。

一日三餐与人体健康有着密切的关系。学龄儿童的消化系统结构和功能还处于发育阶段，三餐合理有助于学龄儿童健康。一日三餐时间应相对固定，每天吃早餐，并保证早餐营养充足；午餐和晚餐要做到营养均衡、量适宜。进食速度过快、不吃早餐，会影响认知能力，增加发生超重肥胖的风险。

奶及奶制品含有丰富的钙，经常摄入奶制品，有利于学龄儿童的骨骼发育。因此，要天天喝奶。快餐在制作过程中用油、盐等调味品较多，经常吃可增加发生肥胖、高血压等慢性病的危险。要清淡饮食，少在外就餐，少吃含能量、脂肪、食盐或添加糖高的食品和饮料。

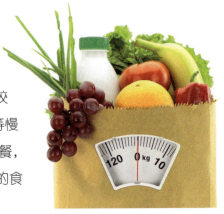

【实践应用】

1. 饮食规律

学龄儿童饮食应多样化，保证营养齐全，并且做到清淡饮食。三餐的食物应包括主食，搭配蔬菜、畜禽肉类、鱼虾类、蛋类、大豆类及其制品、奶类及其制品等来保证营养均衡。不用糕点、甜食或零食代替正餐；不用水果代替蔬菜、或蔬菜代替水果；不用果汁代替水果。

二、中国学龄儿童膳食指南（2016）

经常食用奶及奶制品、大豆及其制品，经常进行户外活动，以促进骨骼发育。经常吃含铁丰富的食物，如瘦肉等，同时搭配新鲜的蔬菜和水果，预防缺铁性贫血。

一日三餐的时间应相对固定，两餐间隔4~6小时，做到定时定量，进餐时细嚼慢咽。早餐提供的能量应占全天总能量的25%~30%，午餐占30%~40%、晚餐占30%~35%为宜。午餐在一天中起着承上启下的作用，要吃饱吃好，在有条件的地区，提倡吃"学校营养午餐"。晚餐要适量。

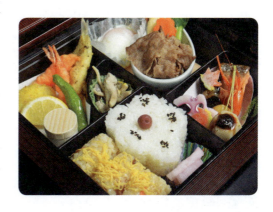

2. 吃好早餐

每天吃早餐，早餐的营养要充足。营养充足的早餐至少应包括以下三类及以上食物：

（1）谷薯类：谷类及薯类食物，如馒头、花卷、面包、米饭、米线等。

（2）肉蛋类：鱼禽肉蛋等食物，如蛋、猪肉、牛肉、鸡肉等。

（3）奶豆类：奶及其制品、豆类及其制品，如牛奶、酸奶、豆浆、豆腐脑等。

（4）果蔬类：新鲜蔬菜水果，如菠菜、西红柿、黄瓜、苹果、梨、香蕉等。

3. 天天喝奶

每天摄入奶或奶制品300克及以上，可以选择鲜奶、酸奶、奶粉或奶酪。奶和奶制品富含钙质和优质蛋白，经常进行户外活动接受阳光的沐浴，以促进体内维生素D的活化，以促进钙的吸收

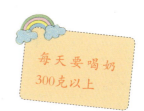

每天要喝奶300克以上

二、中国学龄儿童膳食指南（2016）

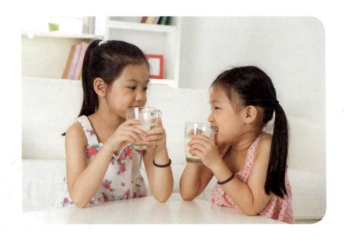

利用。

4. 合理选择快餐

多数快餐在制作过程中用油、盐等调味品较多，因此，要合理选择。尽量选择含蔬菜、水果相对比较丰富的食品，少吃含能量、脂肪、食盐或添加糖高的食品和饮料。如果某一餐中食用了比较多的能量含量高的食品，如油炸食品，其他餐次要适当减少主食和动物性食物的食用量，增加新鲜蔬菜水果的摄入。

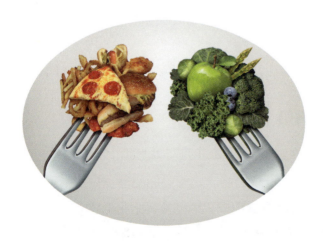

二、中国学龄儿童膳食指南（2016）

 【科学依据】

关键事实
- 一日三餐是学龄儿童正常生长发育的物质基础。
- 吃营养充足的早餐可以改善认知能力，降低发生超重肥胖的危险。
- 常吃快餐特别是西式快餐，是诱发儿童超重肥胖的饮食因素之一。
- 奶及奶制品可以促进儿童的骨骼健康。

1. 我国学龄儿童就餐情况

中国居民营养与健康状况调查（2010—2012年）显示，6.5%的6~11岁学龄儿童达不到一日三餐，12~17岁学龄儿童为14.2%，其中以不吃早餐为主，即使吃早餐，早餐营养质量也较差。一项在广州、上海、济南和哈尔滨等4城市开展的调查发现，1998—2008年，早餐营养质量评价"较充足"的比例由51.2%下降到22.0%，早餐中食用肉蛋类的比例由60.4%下降到31.6%。

我国学龄儿童快餐食用率较高，尤其是西式快餐。2008年一项在7城市开展的调查显示，65.0%小学生、58.5%初中生和53.6%高中生每月消费至少一次西式快餐，而每月消费大于5次的比例分别为13.0%、11.8%和9.6%。

2. 三餐与健康

不能保证一日三餐，不仅影响学龄儿童能量和营养素的摄入，还会增加超重肥胖发生的危险。2009年，一项在655名儿童中开展的饮食行为及其影响因素的横断面研究发现，进餐定时定量与儿童的体重有关。2011年，

Horikawa 等对亚太地区 1994—2011 年发表的 19 项横断面研究进行的系统综述（93108 名研究对象，包含 19 270 名超重肥胖儿童）观察到，不规律的进食可以增加儿童发生肥胖的可能性。

不健康的饮食行为如进食速度过快，会增加发生肥胖的风险。2014 年，一项在 14 820 名 0~14 岁的中国儿童中开展的病例-对照研究观察到，进食速度是肥胖发生的危险因素；另外一项在 5611 名儿童中进行的横断面调查和一项在 7136 名儿童中开展的病例-对照研究的结果均支持以上结论。

3. 早餐与肥胖和认知

不吃早餐或早餐食物种类单一，会影响学龄儿童的认知能力，增加患超重肥胖及相关慢性病的风险。一项在我国 9356 名 4~16 岁的儿童中开展的早餐与肥胖关系的分析及 2 篇系统综述都显示，进食早餐有助于降低儿童超重肥胖的发生风险。

2009 年，Hoyland 等在其对儿童进食早餐与认知能力的系统综述中指出，进食早餐有提高认知能力的作用，特别是对在校儿童的影响更为明显。另外，多项横断面研究、随机对照研究及不完全对照研究也得出了类似结论。早餐所提供的能量和营养素不仅能满足体格发育的需要，也是维持大脑认知能力的需要。研究证实，营养充足的早餐所维持的稳定血糖水平与认知能力成正相关；而不吃早餐或早餐营养不充足会影响人体血糖及神经递质水平，从而影响认知能力。一项以 195 名 10 岁学生作为研究对象的结果表明，与早餐能量摄入不足的学生相比，早餐能量摄入充足学生的加法、创造力、身体耐力测试明显改善。

4. 奶类与骨骼健康

奶类的钙含量和生物利用率都比较高，是钙的良好食物来源。我国历次的居民营养与健康调查结果表明，我国居民膳食钙的摄入量普遍较低，

二、中国学龄儿童膳食指南（2016）

2012年平均每标准人日钙摄入量约为366毫克。学龄儿童膳食钙摄入不足，仅达到推荐摄入量的40%左右，农村学龄儿童的钙摄入量更低。这与我国居民奶及奶制品的消费水平低有关，2012年，我国人均年乳品消费量仅为25.3千克，仅39.2%儿童少年乳及乳制品摄入频率达到每天1次及以上。

经常摄入适量的奶及奶制品对于促进骨骼健康非常重要。成人骨骼的45%是在青春期形成，人体对钙的需要量和吸收率都比较高，儿童青少年期的钙营养状况对成人峰值骨量的高低起着决定性的作用。一项在北京市757名青春前期女生中开展的强化钙和维生素D牛奶随机对照干预研究观察到，青春期女生增加奶类摄入能明显促进骨矿物累积；而且这种对骨骼发育的促进作用能在干预研究停止3年后仍然能够持续一段时间。儿童青少年期是饮食行为形成的关键时期，在这一时期养成饮奶的良好习惯，将受益一生。

5. 快餐与健康

目前我国学龄儿童经常食用的快餐以西式快餐为主，西式快餐主要由肉类、煎炸食品和含糖饮料组成（见表1）。西式快餐含的能量高，但维生素、膳食纤维少。中式快餐的品种虽然多，但在制作过程中使用的油盐也多于家庭制作食物。国内外的研究显示，长期食用高盐、高糖和高脂肪的快餐，是诱发超重肥胖的因素之一。2011年，Fraser等在3620名10~19岁超重肥胖的英国儿童中进行的队列研究显示，西式快餐摄入频次与BMI增长之间存在正相关关系。马冠生等在我国4城市中小学生中开展的研究表明，每月食用西式快餐的次数越多，肥胖率也越高。2009年，美国Currie等的一份研究结果显示，学校与快餐营业网点间的距离每减少0.1英里，该校学生发生肥胖的可能性增加5.2%。

二、中国学龄儿童膳食指南（2016）

表1　常见快餐食物的能量含量

食物种类	千焦(kJ)	相当于米饭的重量*(克)
可乐(1大杯)	753	155
苹果派(1个)	1088	224
炸薯条(中)	1540	317
麦香鸡腿堡(1只)	2050	422
大型汉堡(1个)	2343	483
炸薯条(小)	1025	211
草莓奶昔(1杯)	1339	276
炸鸡翅6块	1971	406
炸薯条(大)	2054	423
油条(100克)	1624	291

*每100克米饭提供116千卡能量

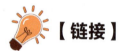

【链接】

1. 学校营养午餐

学校营养午餐以保证儿童生长发育、改善儿童营养状况为目的，根据儿童营养需要，按照合理营养与平衡膳食要求，并符合营养午餐相关标准，由具有经营资格的生产单位或个人在符合卫生条件下生产的午餐。目前，我国学校营养午餐多在城市实施。

2. 农村义务教育学生营养改善试点计划

2011年年底，我国启动的"农村义务教育学生营养改善计划"，为中西部贫困连片地区农村义务教育阶段学生提供营养膳食补助，多采用学校午餐的形式，并逐步向学校营养午餐的方向发展。

3. 含乳饮料≠奶制品

含乳饮料指以乳或乳制品为原料，添加或不添加其他食品原辅料和

（或）食品添加剂，经加工或发酵制成的制品，如配制型含乳饮料、发酵型含乳饮料、乳酸菌饮料等。多数含乳饮料的主要成分是水，营养价值远低于奶制品（见表2）。

表2 100克牛奶和乳酸饮料部分营养成分比较

营养成分含量	牛奶	乳酸饮料
蛋白质（g）	3.0	0.9
维生素A（μgRE）	24	2
维生素B_1（mg）	0.03	0.01
维生素B_2（mg）	0.14	0.02
钙（mg）	104	14
铁（mg）	0.3	0.1
锌（mg）	0.42	0.04
硒（mg）	1.94	0.89

注：摘自中国食物成分表（第一册，第2版，2009年）

（三）合理选择零食，足量饮水，不喝含糖饮料

【提要】

零食是指一日三餐以外吃的所有食物和饮料，不包括水。学龄儿童可选择清洁卫生、营养丰富的食物作为零食，如新鲜蔬菜水果、坚果、奶及奶制品、大豆及其制品等。可以在两餐之间，吃少量零食。足量饮

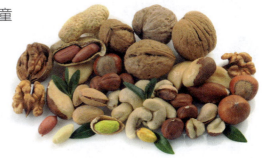

水可以促进学龄儿童健康成长,经常大量饮用含糖饮料会增加龋齿和超重肥胖的风险,酒精会损伤肝脏和神经系统发育。学龄儿童要足量饮水,每天800~1400毫升,首选白开水,不喝或少喝含糖饮料,不应饮酒。

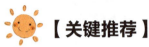

【关键推荐】

> 应选择干净卫生、营养价值高的食物作为零食。
> 可在两餐之间,吃适量的零食。
> 足量饮水,每天800~1400毫升,首选白开水。
> 少喝或不喝含糖饮料。
> 禁止饮酒。

零食是指一日三餐以外吃的所有食物和饮料,不包括水。合理地选择零食可以作为日常膳食的有益补充。足量饮水可以促进儿童健康成长,还能提高学习能力,经常大量饮用含糖饮料会增加他们发生龋齿和超重肥胖的风险。由于学龄儿童的发育尚未完全,对酒精的耐受力低,容易发生酒精中毒及脏器功能损害,并导致学习能力下降。故学龄儿童要合理选择零食,充足饮水,首选白开水,不喝或少喝含糖饮料,禁止饮酒。

【实践应用】

1. 合理选择零食

选择干净卫生、营养价值高的食物作为零食,并考虑尽量选择正餐不容易包含的一些食物,如坚果、新鲜水果等;水果和能生吃的新鲜蔬菜含有丰富的维生素、矿物质和膳食纤维;奶类、大豆及其制品可提供优质

二、中国学龄儿童膳食指南（2016）

的蛋白质和钙；坚果，如花生、瓜子、核桃等富含蛋白质、脂肪、矿物质和维生素E。谷类和薯类，如全麦面包、麦片、煮红薯等也可做零食。

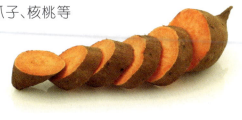

油炸、含盐高或含添加糖高的食品不宜做零食，更不能代替正餐：如含糖饮料、油炸食品、太咸或者太甜的食物、街头食品（如烤羊肉串）等。没有生产日期、无质量合格证或无生产厂家信息的"三无"产品不能选。

吃零食的量以不影响正餐为宜，两餐之间可以吃少量零食，不能用零食代替正餐。吃饭前、后30分钟内不宜吃零食，不要看电视时吃零食，也不要边玩边吃零食，睡觉前30分钟不吃零食。吃零食后要及时刷牙或漱口。

2. 足量饮水

学龄儿童每天应少量多次、足量喝清洁的饮用水，首选白开水。建议6岁儿童每天饮水800毫升；7~10岁儿童每天饮水1000毫升；11~13岁男生每天饮水1300毫升，女生每天饮水1100毫升；14~17岁男生每天饮水1400毫升，女生每天饮水1200毫升。在天气炎热出汗较多时应适量增加饮水量。饮水应少量多次，不能口渴后再喝，建议每个课间喝100~200毫升水，闲暇时每小时喝100~200毫升水。

3. 不喝或少喝含糖饮料，更不能用饮料替代水

多数饮料都含有添加糖，过量饮用含糖饮料会对学龄儿童的健康造成

危害,建议不喝或少喝含糖饮料,更不能以饮料代替水。如果喝饮料,应选择正规厂家生产的产品,不买"三无"产品。选择饮料时要看营养成分表,尽量选择"碳水化合物"或"糖"含量低的饮料。

含糖饮料中的酸性成分会对牙齿表面进行酸蚀,导致龋齿,喝完饮料后要注意口腔卫生,用清水漱口。另外,可通过增加身体活动来消耗通过含糖饮料摄入的能量,避免多余的能量在体内转化成脂肪蓄积。一听含糖饮料(330毫升)所含的能量约为150千卡,一个50千克体重的儿童,需要跑步约30分钟,或大步走75分钟,才能消耗掉这些能量。

4. 巧用营养标签选零食和饮料

零食和饮料包装上的"营养成分表"提供重要食品信息,可以作为选择食品的有用工具。对于一般健康的学龄儿童,可参考营养成分表中的蛋白质指标,选择蛋白质含量高的产品。超重肥胖的学龄儿童,应关注能量、碳水化合物、脂肪等信息,选择低能量、低脂肪的产品。为了从小培养清淡饮食的好习惯,维持健康血压,应关注"钠"的含量,选择钠含量低的产品。对于有特殊需求的学龄儿童,可根据营养标签中声称"高钙"、"低脂肪"、"低胆固醇"等进行选择。

5. 禁止饮酒

提高学龄儿童对饮酒危害的认识。家长要避免当着儿童的面饮酒,不让儿童尝试饮酒。加强对儿童聚会、聚餐的引导,避免饮酒。学校应开展预防酒精滥用的宣教活动,加强对学生的心理健康引导。

要加强《中华人民共和国未成年人保护法》中规定的不向未成年人售酒的执行力度,如饮酒销售人员要核查购买者的身份证。制定相关法律法规以限制最小饮酒年龄,并加强对酒精饮料的管理,普及酒及酒精饮料标示"儿童不饮酒"的警示标识,逐步开展对儿童饮酒行为的监测,做好预防酒精滥用的早期预防控制工作。

二、中国学龄儿童膳食指南（2016）

 【科学依据】

关键事实
- 饮食行为不合理普遍存在。
- 营养充足的早餐可以改善认知能力，降低发生超重肥胖的风险。
- 过多摄入含糖饮料可增加学龄儿童患龋齿、肥胖等的风险。

1. 学龄儿童零食、饮料、饮酒摄入状况

我国城市学龄儿童吃零食、喝饮料也比较普遍，还存在饮酒的现象。城市儿童零食消费行为10年变化的分析发现，北京、上海、广州、成都儿童的零食消费比例一直在98%以上。

中国居民营养与健康状况监测（2010—2012年）结果显示，6~11岁、12~17岁人群每周至少喝1次饮料的比例分别为32.9%和42.3%，而且城乡差别不大，每周至少喝1次碳酸饮料的比例分别为32.9%和42.3%，都比2002年明显增加。

2014年6城市中学生饮酒状况调查显示，城市中学生曾饮酒率高达51%，其中28%的在10岁以前就尝试过饮酒。

2. 含糖饮料与健康

研究表明，常喝含糖饮料危害儿童健康。来自美国、英国、澳大利亚、荷兰和中国的多项研究发现，过多摄入含糖饮料可以增加学龄儿童患龋齿的风险。2004年，英国一项对1149名12岁儿童中随访两年的队列研究显示，研究开始时每天喝碳酸饮料会增加2年后龋齿发生风险，OR为1.46（95% CI：1.08，1.97）。系统综述、荟萃分析、队列研究以及随机对照试验等研究

结果表明，增加含糖饮料的摄入会增加学龄儿童肥胖的风险，减少含糖饮料的摄入，将降低肥胖的风险。2013 年，对 15 个队列研究（25 745 名儿童）进行的荟萃分析提示，每天增加 1 份（330~350 毫升）含糖饮料的摄入，持续 1 年可使儿童 BMI 增加 0.06；对 5 个随机对照研究（2772 名儿童）的荟萃分析显示，减少含糖饮料摄入可使儿童 BMI 降低 0.17。

3. 饮水与认知

儿童少年处于生长发育的关键时期，体表积较大，身体中含水量和代谢率较高，肾脏的调节能力有限，与成年人相比，易发生水不足或缺乏。研究表明，儿童饮水不足会损害其认知能力。来自意大利、以色列、英国等多项研究发现，饮水不足导致的脱水状态会损害认知能力。2005 年，以色列的一项研究中，将 58 名年龄在 10~12 岁之间的儿童作为研究对象，结果发现在自然情况下发生脱水时，其听觉数字广度（auditory digit span）、语言灵活能力（semantic flexibility）和图像识别能力都有降低的倾向。2009 年，英国的一项研究中，研究对象为 23 名年龄在 6~7 岁的儿童，发现即使仅在轻度脱水的情况下，补充水分后，幸福感、视觉注意力和视觉追踪能力也会有所改善；其后对 58 名 7~9 岁儿童的研究显示，补充水分能改善视觉注意力；另外一项来自英国，对 40 名平均年龄在 8 岁的儿童研究显示，补充水分后其短期记忆力得到改善。2012 年，意大利对生活在热带气候中的 168 名 9~11 岁的儿童的研究显示，84% 的学生在早晨处于脱水状态，并且脱水会损失短期记忆力，补充水分后，短期记忆力得到改善。

4. 水与体能

研究表明，儿童饮水不足会对体能产生负面影响。一项美国的研究，将 33 名平均年龄在 12 岁的儿童作为研究对象，结果显示，参加足球夏令营儿童的尿液渗透压低于正常值，属于脱水状态，并且脱水导致了体力恢复困难和后续的体能受损。另一项在希腊开展的研究中,将92名10~15岁运动员作为研究对象,对其宣传饮水益处,结果发现,仅通过饮水宣教的干预,在短短两天内就可以改善运动员的饮水状况,并改善他们耐力运动的表现。

5. 饮酒与健康

与成年人相比,学龄儿童饮酒导致的后果往往更加严重。由于儿童的发育尚未完全,对酒精的耐受力低,容易发生酒精中毒及脏器功能损害。儿童大脑结构和功能仍处于发育阶段,酒精摄入可导致神经发育受阻,波及认知和行为,导致学习能力下降。饮酒还会导致学龄儿童产生暴力或者攻击他人的行为。2011年,WHO发布的《酒精与健康全球状况报告》指出,在全球15~29岁人群中,每年有32万人的死亡和酒精有关,占该年龄组死亡总数的9%,因此,应禁止学龄儿童饮酒。

【链接】

1. 常见零食的营养特点

核桃、花生、葵瓜子、杏仁、松子、腰果等坚果类食物,不仅含有丰富的蛋白质、脂肪酸;还含大量的维生素E、叶酸、镁、铜和钾。吃少量的坚果有助于心脏健康。但是因其所含能量较高,也不能过量食用,以免导致肥胖,以每周净重不超过50克为宜。

辣条,又名麻辣条,大多是用加工过的大豆皮、面粉,辅以辣椒粉、小米辣干等辅料,再添加色素等炸制而成。从辣条的营养成分来看,辣条含的能量多、盐多,而其他营养素含量少或无,经常吃会增加患超重肥胖、增高血压等的危险。尤其是儿童,长期食用含盐过多的辣条容易影响儿童的食欲,影响对正餐的摄入,关键是不利于健康饮食行为和生活方式的养成。

2. 饮料

指经过定量包装的、供直接饮用或按一定比例用水冲调或冲泡饮用的，乙醇含量（质量分数）不超过 0.5% 的制品，也可为饮料浓浆或固体形态。按照饮料通则（GB/T 10789—2015）的分类，我国饮料可分为：包装饮用水、果蔬汁类及其饮料、蛋白饮料、碳酸饮料（汽水）、特殊用途饮料、风味饮料、茶（类）饮料、咖啡（类）饮料、植物饮料、固体饮料、其他类饮料等十一类。

3. 营养标签

我国从 2013 年 1 月 1 日正式施行《预包装食品营养标签通则》(GB 28050—2011)，其中规定，预包装食品营养标签应向消费者提供食品营养信息和特性的说明。《预包装食品营养标签通则》包括营养成分表、营养声称和营养成分功能声称。其中，营养成分表是指标有食品营养成分名称、含量和占营养素参考值（NRV）百分比的规范性表格，强制标示内容包括能量以及蛋白质、脂肪、碳水化合物和钠 4 种核心营养素。"含量值"是指每 100 克/毫升或每份预包装食品所含相应营养成分的量。值得注意的是，当用"份"标示时，每份的含量可大可小，不能简单看营养成分表中的各指标的数值，而应按照大多数产品每 100 克所标注的营养含量换算。"占营养素参考值百分比"是指营养素含量值与其参考值的百分比值，说明食品能够满足身体能量或营养素的程度，也可以推算出每日最多可以食用该食品的数量。以某面包含有的钠为例，每 100 克含钠 370 毫克，相当于含盐 370 毫克 ×2.5/1000=0.925 克；营养素参考值 19%，指吃下去 100 克面包摄入的盐相当于占一天食盐推荐食用量的 19%。

4. 游离糖

游离糖包括由生产商、厨师或消费者在食品中添加的单糖和双糖以及天然存在于蜂蜜、糖浆、果汁和浓缩果汁中的糖分。世界卫生组织发布的

《成人和儿童糖摄入量指南》中建议,在整个生命历程中减少游离糖摄入量。成人和儿童游离糖摄入量应减至摄入总能量的10%以内。如能进一步将其降至低于摄入总能量的5%,会对健康带来更多好处。

《中国居民膳食营养素参考摄入量》(2013版)中建议,成人和儿童游离糖摄入量应在总能量的10%以内,可接受的游离糖摄入量每天低于50克。含糖饮料中的糖属于游离糖,且含量较高,如100毫升碳酸饮料中含游离糖约为11克,所以应不喝或少喝含糖饮料。

5. 常见饮料的糖和能量含量

饮料中含有的糖在体内主要是提供能量。一些常见饮料的含糖量和能量含量见表3。

表3 常见饮料的含糖量和能量

名称	容量 ml	含糖量 g	总能量 kcal
罐装可乐	330	37.0	149.3
瓶装可乐	600	63.6	257.1
罐装雪碧	330	36.3	150.1
芬达	600	63.6	261.4
冰红茶	500	48.0	196.4
低糖绿茶	500	20.0	81.0
冰糖雪梨	500	62.0	252.4
脉动	600	29.4	128.6
加多宝	310	28.2	112.2

(摘自饮料包装上的营养成分表)

6. 学龄儿童不饮酒的法律法规

《中华人民共和国未成年人保护法》(2007年)第三十七条规定,"禁止向未成年人出售烟酒,经营者应当在显著位置设置不向未成年人出售

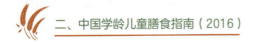

烟酒的标志;对难以判明是否已成年的,应当要求其出示身份证件。"第六十七条则规定,"向未成年人出售烟酒,或者没有在显著位置设置不向未成年人出售烟酒标志的,由主管部门责令改正,依法给予行政处罚。"

中国商务部于2005年颁发的《酒类流通管理办法》第十九条规定,"酒类经营者不得向未成年人销售酒类商品,并应当在经营场所显著位置予以明示"。

(四)不偏食节食,不暴饮暴食,保持适宜体重增长

【提要】

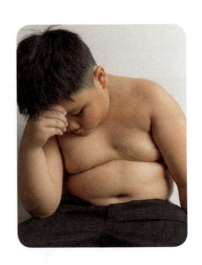

学龄儿童应做到不偏食挑食、过度节食,正确认识自己的体型,保证适宜的体重增长。超重肥胖会损害儿童的体格和心理健康,要通过合理膳食和积极的身体活动预防超重肥胖。对于已经超重肥胖的儿童,应在保证体重合理增长的基础上,控制总能量摄入,逐步增加运动频率和运动强度。

【关键推荐】

➢ 正确认识体型,保证适宜体重增长。
➢ 不偏食挑食、不过度节食,不暴饮暴食。
➢ 通过合理膳食和适宜身体活动预防营养不良和超重肥胖。

二、中国学龄儿童膳食指南（2016）

学龄儿童的营养应均衡，以保持适宜的体重增长。偏食挑食和过度节食会影响学龄儿童营养素的摄入，容易出现营养不良。暴饮暴食在短时间内会摄入过多的食物，加重消化系统的负担，增加发生超重肥胖的风险。超重肥胖不仅影响学龄时期的健康，损害儿童的体格和心理健康，更容易延续到成年期，增加慢性病发生的风险。

 【实践应用】

1. 不偏食节食、不暴饮暴食

学龄儿童应避免过度节食，或采用极端的、不科学的减重方式控制体重，应根据膳食需要合理安排三餐。学校和家长应注重培养学生树立正确的健康观念，教育学龄儿童形成正确的体型认知，避免盲目减轻体重。过度节食行为容易导致营养不良，要早发现、早矫正、早干预。一旦发现由过度节食导致的营养不良或身体不适，应及早就医，并在医生的指导下进行治疗。

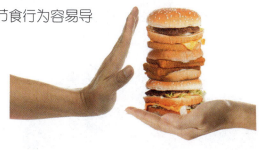

避免暴饮暴食，应定时进餐，形成并遵循进餐规律。低年龄儿童可以用较小的餐具进餐，促进形成定量进餐的习惯。避免在消极情绪下进食，采取听音乐、与朋友交谈等方式缓解消极情绪；了解、记录、监测、控制自身饮食习惯。家长应对孩子多观察、多沟通，了解暴饮暴食的原因。可以采用谈话或玩游戏的方式来帮助孩子缓解情绪，不要让孩子把暴饮暴食当做解决问题的工具。

家长对于孩子偏食、挑食行为应该早发现、早纠正。调整食谱，增加食物的多样性，提高孩子对食物的接受程度，避免容易让孩子对食物产生厌烦的单调食谱。让孩子认识并尝试吃各种各样的食物，避免形成食物偏好。

二、中国学龄儿童膳食指南（2016）

尽可能地让孩子参与食物的选择、购买、准备和烹调，以便让孩子了解和认识食物；对良好饮食行为及时给予口头表扬和鼓励；以身作则为孩子树立榜样，通过言传身教帮助孩子形成健康的饮食观念和行为。

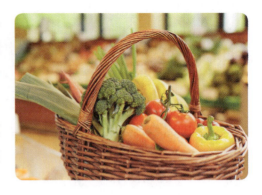

2. 保持适宜的体重增长

学龄儿童正处于生长发育的关键时期，适宜的身高和体重增长是营养均衡的体现。采用分性别和年龄的身高和体质指数（BMI）判断学龄儿童的营养状况，结合我国卫生行业标准《学龄儿童少年营养不良筛查》（WS/T 456—2014）以及国家标准《学生健康检查技术规范》（GB/T 26343—2010），了解不同年龄、性别的学龄儿童是否为生长迟缓、消瘦、正常、超重或肥胖。培养学龄儿童树立科学的健康观念和体型认知，正确认识体重的合理增长以及青春期体型变化。通过合理饮食和积极运动，预防营养不良或超重肥胖。

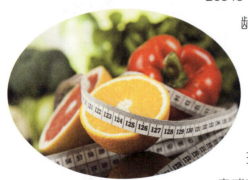

3. 改善儿童营养不良

营养不良儿童的膳食安排，要在保证能量摄入充足的基础上，增加鱼、禽、蛋、瘦肉、豆制品等富含优质蛋白质食物的摄入，经常食用奶及奶制品，每天吃新鲜的蔬菜和水果；保证一日三餐，纠正偏食挑食和过度节食等不健康饮食行为，并保持适宜的身体活动。有些青春期女生为了追求"苗条"体

二、中国学龄儿童膳食指南（2016）

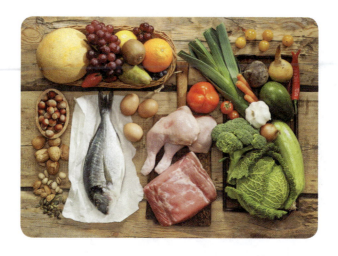

型而盲目节食，会导致新陈代谢紊乱，严重者甚至会引起死亡。家长和学校要对青春期女生加强引导，树立正确的体型认知，适应青春期体型变化，保持体重的合理增长。如因过度节食出现消瘦或其他疾病时应及时就医。

4. 控制儿童超重肥胖

对于已经超重肥胖的儿童，要在保证正常生长发育的前提下调整膳食结构、控制总能量摄入，减少高脂肪、高能量食物的摄入，合理安排三餐，避免零食和含糖饮料。对于重度肥胖的儿童，应进一步限制高能量食物如油炸食品、肥肉、糖、奶油制品等的摄入量。在饮食调整的同时配合行为矫正，密切控制每日摄入的能量，同时监测体重变化。同时，超重肥胖儿童应逐步增加运动频率和强度，养成运动生活化的习惯，减少久坐活动。例如，从每天15分钟的身体活动开始，逐步增加至每天1小时的中高等强度运动。家长可以帮助儿童设定运动目标、与儿童共同运动、将有趣的身体活动方式引入家庭生活，

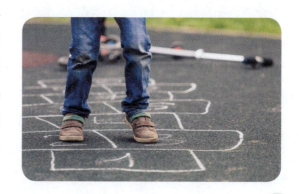

二、中国学龄儿童膳食指南（2016）

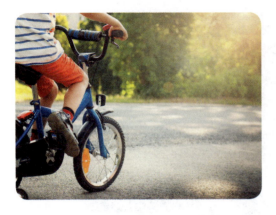

同时对儿童看电视、玩电脑等静态活动方式予以监督和干预。需要强调的是，学龄儿童处于生长发育的旺盛时期，在调节饮食、合理运动时，不能过度控制体重，必须以保证健康生长发育为前提，保持适宜的体重增长。

 【科学依据】

关键事实
- 学龄儿童超重肥胖快速上升。
- 肥胖增加儿童期、成年期慢性病发生风险。
- 我国农村地区，近五分之一的学龄儿童存在营养不良。

1. 营养不良和超重肥胖的双重挑战

我国儿童的营养健康状况不断改善，表现在身高和体重不断增加，但也面临营养不良和超重肥胖的双重挑战。一方面，营养不良依然存在，2014年我国7~22岁城市男生、女生、乡村男生、女生低体重的检出率分别为15.4%、23.0%、17.7%、24.4%，钙、铁、维生素A等微量营养素不足或缺乏还普遍存在。另一方面，城市学龄儿童中超重肥胖检出率持续上升。全国学生体质调研结果显示（图1~4），1985年大城市7~22岁男女生超重肥胖检出率仅为1%；而2014年，7~22岁城市男生、女生、乡村男生、女生的超重肥胖率分别达到33.0%、19.2%、25.3%、16.1%。高血脂、高血压、糖尿

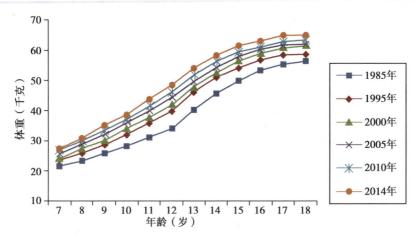

图1　我国城市男生体重及变化(1985—2014年)
资料来源:中国学生体质与健康调研报告

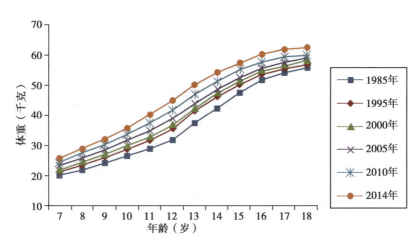

图2　我国农村男生体重及变化(1985—2014年)
资料来源:中国学生体质与健康调研报告

二、中国学龄儿童膳食指南（2016）

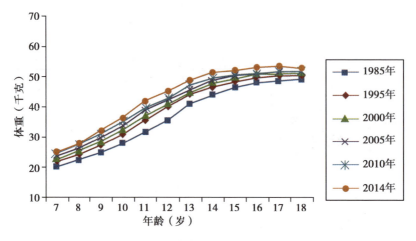

图3　我国城市女生体重及变化(1985—2014年)
资料来源：中国学生体质与健康调研报告

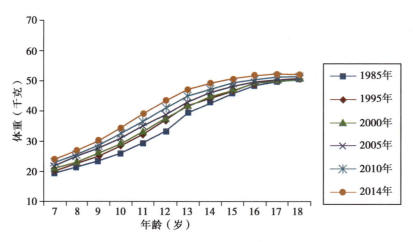

图4　我国农村女生体重及变化(1985—2014年)
资料来源：中国学生体质与健康调研报告

等慢性病正威胁着学龄儿童的健康。

2. 偏食节食、暴饮暴食

偏食、过度节食、暴饮暴食均属于不健康饮食行为。偏食指对食物的明显偏好行为,偏好选择和摄取某些食物,而不接受某一或某些食物。过度节食指过度控制饮食摄入,造成能量和营养素摄入过低,严重者甚至出现厌食。暴饮暴食指经常一次性摄入大量食物的行为,当这种行为长期发生(每周至少1次,持续3个月以上)并且存在无法停止进食的失控感,则属于进食障碍"暴食症"。

我国学龄儿童中存在偏食节食、暴饮暴食等不健康饮食行为。2009年在我国5个城市7255名9~15岁学生中进行的调查发现,56.8%的有偏食行为。2014年在我国9个地区814名7~12岁学生中开展的调查显示,60.28%的学生有挑食行为。2014年对广东省3351名中学生的调查显示,1.4%的男生和2.2%的女生有进食障碍,包括过度节食导致的神经性厌食症。2008年对成都市1486名女生的调查显示,6.9%的高中女生和5.6%的初中女生有进食障碍。2008年在我国10个城市2103名12~22岁学生中进行的调查显示,2.3%的男生和6.5%的女生存在暴饮暴食行为。

3. 挑食偏食、过度节食、暴饮暴食与健康

挑食偏食不利于正常的生长发育,会引起营养不良、贫血和维生素的缺乏,也容易伴随其他行为问题。2015年,一项对我国9个地区814名7~12岁儿童的调查显示,偏食行为与儿童身高和BMI均呈负相关。过度节食容易导致贫血、神经性厌食症,继而对健康产生不利影响,严重者甚至威胁生命。2012年,以色列一项在211名2~10岁患有神经厌食症女孩中的研究显示,她们的身高显著低于同龄儿童的身高。2003年,在31名西班牙12~17岁神经性厌食症患者中进行的调查显示,35%的人患有窦性心动过缓,93%的人心脏功能受到影响。

暴饮暴食增加消化系统负担，损害相应功能，也增加超重和肥胖发病风险。2008年发表的综合了我国儿童肥胖危险因素研究的荟萃分析显示，暴饮暴食增加学龄儿童肥胖的发病风险（OR 2.23，95%CI：1.24-4.03）。另外，暴饮暴食往往与学龄儿童心理冲动与自控力相关，不利于其心理的发展与成熟。

4. 超重肥胖对健康的危害

学龄儿童超重肥胖可以影响机体多个系统的健康，超重肥胖的学龄儿童中高血压、高血糖、血脂异常和代谢综合征的比例明显高于正常体重的儿童。2010年全国学生体质与健康调研数据显示，男女肥胖儿童发生血压偏高的风险分别为正常体重儿童的4.1倍和4.0倍。针对儿童肥胖的干预能够有效降低血脂。2014年发表的一项针对各国2~18岁儿童肥胖干预的系统综述显示，6个月以上的肥胖干预能够降低低密度脂蛋白胆固醇6.06毫克/分升（95%CI：-11.09，-1.02），升高高密度脂蛋白胆固醇1.87毫克/分升（95%CI：0.39，3.34）。

学龄儿童期超重肥胖更易延续至成年期，增加成年期慢性病的风险。2009~2015年，加拿大、芬兰、立陶宛、中国、印度的5篇随访时间长达22~35年的队列研究显示，约有83%的学龄儿童期超重者持续至成年期；学龄儿童高BMI与成年期代谢综合征、糖尿病的发病风险正相关，并增加成年期内全因性死亡风险。

【链接】

1. 体格发育的阶段变化规律

学龄儿童身高、体重能够反映体格发育水平，主要经历3个阶段：

（1）相对稳定期：青春期发育前，身高与体重增长持续而稳定，儿童身高每年约增长5~7厘米，体重增长2~3千克。

二、中国学龄儿童膳食指南（2016）

(2) 生长突增期：是青春期的主要表现之一，进入突增高峰时身高一年即可增长10~14厘米，体重一年即可增长8~10千克。

(3) 生长停滞期：自青春期中后期开始，身高与体重一般逐渐停止明显增长。

2. 学龄儿童营养状况的判断

判断学龄儿童的营养状况采用分性别和年龄的身高和体质指数（BMI），结合我国卫生行业标准《学龄儿童少年营养不良筛查》（WS/T 456—2014）以及国家标准《学生健康检查技术规范》（GB/T 26343—2010）。进行营养状况判断时，应先采用身高判断是否是生长迟缓；除生长迟缓外，再采用BMI筛查消瘦或超重肥胖。

表4　我国6~18岁学龄儿童生长迟缓判别标准（身高，厘米）

年龄（岁）	男生	女生	年龄（岁）	男生	女生
6~	≤106.3	≤105.7	12~	≤133.1	≤133.6
7~	≤111.3	≤110.2	13~	≤136.9	≤138.8
8~	≤115.4	≤114.5	14~	≤141.9	≤142.9
9~	≤120.6	≤119.5	15~	≤149.6	≤145.4
10~	≤125.2	≤123.9	16~	≤155.1	≤146.8
11~	≤129.1	≤128.6	17~	≤156.8	≤147.3

表5　中国6~18岁儿童营养状况的BMI标准

年龄（岁）	男生				女生			
	消瘦	正常	超重	肥胖	消瘦	正常	超重	肥胖
*6~	≤13.4	13.5~16.7	16.8~18.4	≥18.5	≤13.1	13.2~16.9	17.0~19.1	≥19.2
7~	≤13.9	14.0~17.3	17.4~19.1	≥19.2	≤13.4	13.5~17.1	17.2~18.8	≥18.9
8~	≤14.0	14.1~18.0	18.1~20.2	≥20.3	≤13.6	13.7~18.0	18.1~19.8	≥19.9
9~	≤14.1	14.2~18.8	18.9~21.3	≥21.4	≤13.8	13.9~18.9	19.0~20.9	≥21.0
10~	≤14.4	14.5~19.5	19.6~22.4	≥22.5	≤14.0	14.1~19.9	20.0~22.0	≥22.1

二、中国学龄儿童膳食指南（2016）

续表

年龄（岁）	男生				女生			
	消瘦	正常	超重	肥胖	消瘦	正常	超重	肥胖
11~	≤14.9	15.0~20.2	20.3~23.5	≥23.6	≤14.3	14.4~21.0	21.1~23.2	≥23.3
12~	≤15.4	15.5~20.9	21.0~24.6	≥24.7	≤14.7	14.8~21.8	21.9~24.4	≥24.5
13~	≤15.9	16.0~21.8	21.9~25.6	≥25.7	≤15.3	15.4~22.5	22.6~25.5	≥25.6
14~	≤16.4	16.5~22.5	22.6~26.3	≥26.4	≤16.0	16.1~22.9	23.0~26.2	≥26.3
15~	≤16.9	17.0~23.0	23.1~26.8	≥26.9	≤16.6	16.7~23.3	23.4~26.8	≥26.9
16~	≤17.3	17.4~23.4	23.5~27.3	≥27.4	≤17.0	17.1~23.6	23.7~27.3	≥27.4
17~	≤17.7	17.8~23.7	23.8~27.7	≥27.8	≤17.2	17.3~23.7	23.8~27.6	≥27.7

*《学生健康检查技术规范》中"中国学龄儿童青少年超重、肥胖筛查BMI分类标准"未包含6岁儿童，表5中6岁儿童超重、肥胖判断标准出自世界卫生组织（WHO）2007年发布的"学龄儿童少年生长参考标准"。

（五）保证每天至少活动60分钟，增加户外活动时间

【提要】

有规律的身体活动、充足的睡眠与减少静坐时间可促进学龄儿童生长发育、预防超重肥胖的发生，并能提高他们的学习效率。学龄儿童每天应累计至少60分钟中等强度以上的身体活动，其中每周至少3次高强度的身体活动，包括抗阻力运动和骨质增强型运动；增加户外活动时间，视屏时间每天不超过2小时，越少越好。

二、中国学龄儿童膳食指南（2016）

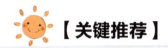【关键推荐】

- 每天应累计至少 60 分钟中等强度以上的身体活动。
- 每周至少 3 次高强度的身体活动，包括抗阻力运动和骨质增强型运动。
- 增加户外活动时间。
- 充足睡眠。
- 减少静坐时间，视屏时间每天不超过 2 小时，越少越好。

有规律的身体活动、充足的睡眠与减少静坐时间可以强健骨骼和肌肉、提高心肺功能、降低慢性病的发病风险，促进生长发育，并能提高学习效率，改善情绪状况。所以，要尽可能减少久坐少动和视屏时间，保证充足的睡眠，开展多样化的身体活动，保证每天至少活动 60 分钟，增加户外活动时间，可以有效减缓近视的发生发展。

【实践应用】

积极开展身体活动

学龄儿童应每天累计至少 60 分钟中等到高强度的身体活动，以有氧运动为主，每次最好 10 分钟以上。每周至少进行 3 次高强度的身体活动（如长跑、游泳、打篮球等），3 次抗阻力运动和骨质增强型运动（如伏地挺身、仰卧起坐及引体向上等）。做到运动强度、形式以及部位的多样化，合理安排有氧和无氧运动、关节柔韧性活动、躯干和四肢大肌肉群的抗阻力训练、身体平衡和协调性练习等。同时，注意运动姿势的正确性，以及低、中和高强度身体活动之间的过渡环节。运动前做好充分的准备活动，避免空腹运动，

二、中国学龄儿童膳食指南（2016）

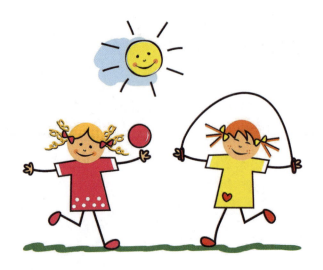

饭后1小时再进行运动，运动后注意补充水分。

2. 创造运动环境

制定适合学龄儿童生理特点的作息时间表和运动计划，保证学习、运动和睡眠时间。鼓励家长与儿童一起进行形式多样的运动，为其提供必要的运动服装和器具等，培养运动兴趣。将运动生活化，如上下学步行、参加家务劳动等。充分利用在校期间的课间活动或和体育课等时间，在户外阳光下活动。学校要改善户外活动场地和设施，为学生提供运动指导，提高运动技能。雾霾天或空气污染严重时，可以在室内进行不明显增加呼吸和心率的运动、协调性和平衡性练习等（如仰卧起坐、瑜伽等），适当延长运动间隔，降低运动强度。

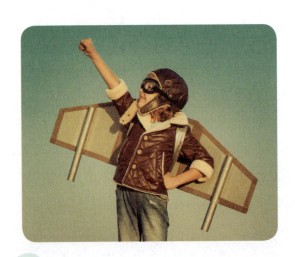

3. 减少视屏时间

让学龄儿童了解久坐不动和长时间看视屏带来的危害,提醒他们每坐1小时,都要进行身体活动。不在卧室摆放电视、电脑,减少使用手机、电脑和看电视等视屏时间。视屏时间每天不超过2小时,越少越好。保证充足的睡眠时间,小学生每天10个小时、初中生9小时、高中生8小时。

【科学依据】

关键事实

积极进行身体活动有利于:
- 促进生长发育。
- 预防肥胖。
- 减少近视。
- 提高学习效率。
- 促进心理健康。

1. 身体活动及睡眠不足

我国学龄儿童存在身体活动不足、静坐及视屏时间长、近视率高、睡眠不足的现象。2014年在我国10 909名中小学生中进行的调查显示,他们在过去3个月中每周平均有4.0天、每天44.9分钟参加中等强度身体活动。2014年在我国13818名中学生中开展的调查发现,在学习日15.1%和周末58.5%的视屏时间超过每天2小时。我国是近视眼患病率最高的国家之一,2010年全国学生体质调研显示,7~12岁儿童视力不良率为40.9%,13~15岁达到67.3%。中国居民营养与健康状况监测(2010—2012年)显示,有 77.6% 的 13~17 岁学龄儿童睡眠时间不足。

2. 充足的身体活动促进健康

　　充足的身体活动对提高儿童身体健康状况有重要意义。Morgan 等在 2013 年对 44 篇文献(8 个队列研究和 36 个横断面研究,样本量从 18 人到 7175 人,涉及 12 个国家)进行的系统综述显示,身体活动水平与体重呈负相关,与心肺功能、肌肉爆发力和肌耐力呈正相关。Cesa 等在 2014 年对 7 个国家的 11 个随机对照试验研究(10 748 人)进行的系统综述显示,增加身体活动能降低收缩压、舒张压和甘油三酯水平。Tan 等在 2014 年对 37 篇文献(14 个干预性研究和 23 个观察性研究,样本人群 4715 人,涉及 8 个国家)进行的系统综述显示,充足的身体活动,特别是负重运动显著增加骨骼强度。

　　充足的身体活动,尤其是户外活动可促进学龄儿童心理健康,减少抑郁症状发生的风险。2014 年 Bursnall 等对来自 7 个国家的 8 篇队列研究和 2 篇干预实验(25 000 人)的系统综述显示,每天超过 1 小时运动可减少 11% 抑郁症状的发生风险。2011 年,Thompson-Coon 等对来自 4 个国家的 6 篇文献(5 篇随机对照实验、1 篇非随机实验和 1 篇观察性研究,839 人)进行的系统综述显示,与室内锻炼相比,户外活动对心理健康有更积极的影响,可以减少紧张、困惑、愤怒和抑郁等负面情绪。

3. 户外活动改善维生素 D 营养状况、预防近视

　　增加户外活动时间可以改善学龄儿童维生素 D 的营养状况,减缓近视的发生发展。Giovannucci 等对 1986—2000 年期间在 47 800 人进行的队列研究发现,户外活动时间长的儿童血清中 25-羟维生素 D 含量比活动时间短的高 13.5 纳摩尔/升。对来自 6 个国家的 9 篇文献(横断面研究 6 篇,纵向研究 3 篇,12 101 人)进行荟萃分析显示,每天增加 1 小时户外活动,近视发生率下降 25%。

4. 久坐不动与视屏时间长不利于学龄儿童身心健康

长时间静态活动,特别是电子设备的使用会影响学龄儿童身体和心理健康。Vicente-Rodríguez 等于 2008 年在 2972 名学生中进行的调查显示,看电视时间每增加 1 小时,男生和女生肥胖发生风险分别增加 22% 和 28%。Cao 等于 2011 年对安徽省 5003 名学生进行调查的结果显示,视屏时间长是引起抑郁的独立危险因素(*OR* 1.52),也是产生焦虑情绪(*OR* 1.36)的危险因素,而视屏时间长和身体活动不足的累积效应会增加抑郁的发病风险(12.4%)。使用电子设备时产生的光,通过抑制褪黑素的产生干扰生理节律,影响睡眠质量。2015 年,Hale 等对来自 11 个国家的 67 篇文献的系统综述显示,视屏时间长会缩短睡眠时间,并延迟睡觉时间。

5. 睡眠不足与健康

充足的睡眠对学龄儿童的身心健康有积极影响。1991—2014 年美国国家监测的结果表明,每天超过 7 小时睡眠可以减少初高中学生吸烟、饮酒、物质滥用的使用,以及提高社会心理健康水平。O'Dea JA 等 2012 年在澳大利亚 7~12 岁儿童进行的队列研究发现,睡眠较少的儿童在随访 3 年后 BMI 增加 0.45。2008 年 Danner 等在 20 622 名美国高中生中进行的随访研究结果表明,推迟 1 小时上课时间可增加学生睡眠时间,同时减少 16.5% 的机动车碰撞事故。

【链接】

1. WHO 5~17 岁人群身体活动建议

身体活动包括在家庭、学校和社区中的游戏玩耍、交通往来、家务劳动、体育课或有计划的锻炼等。每天累计至少 60 分钟中等到高强度身体活动,大于 60 分钟的身体活动可提供更多健康效益。多数日常身体活动应是有氧活动;同时,每周至少 3 次高强度身体活动,包括强壮肌肉和骨骼的活动等。

2. 视屏时间指花费在看电视、计算机、平板电脑、电子游戏机、或手机等电子屏幕上的时间。

3. 骨质增强型运动又称负重运动,是使身体各部位肌肉收缩用力,肌肉和骨骼抵抗自身重力的运动。如举重、伏地挺身、仰卧起坐及引体向上等。

4. 抗阻力训练又称阻力训练,是一种对抗阻力(外力或自身重力)的运动,主要目的是训练人体的肌肉,如俯卧撑、哑铃、杠铃等。

5. 心肺耐力运动属于全身性大肌肉群有节奏,并可以持久进行的活动方式。包括躯干、四肢等大肌肉群参与为主的、有节律的有氧运动,如游泳、慢跑、骑自行车等;和肌肉强力收缩为主的无氧运动,如举重、百米冲刺、摔跤等。

6. 运动生活化是指运动无处不在,不受时间、场地、环境、气候等客观条件的影响,可以在日常生活中随时随地开展。

7. 大肌肉群运动是指主要活动胸部、背部、肩部、腹部、上臂、腿部等部位肌肉的运动。如举哑铃、仰卧起坐、俯卧撑、负重蹲起等。

8. 柔韧性训练是通过拉伸练习、压腿、扭腰等运动使人体关节活动促进肩、肘、腕、胯、膝、踝及脊柱等各关节的健康、放松紧张的肌肉。

三、中国儿童平衡膳食算盘(2016)

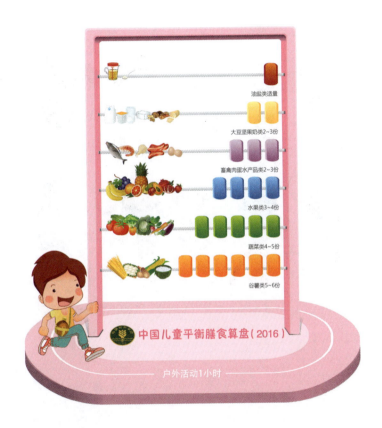

为了更形象地展示学龄儿童膳食指南核心推荐内容,根据儿童平衡膳食模式的合理组合搭配和食物摄入基本份数,制定了"中国儿童平衡膳食算盘"。"中国儿童平衡膳食算盘"适用于所有儿童,其食物分量适用于中等身体活动水平下8~11岁儿童。算盘用色彩来区分食物类别,用算珠个数来示意膳食中食物分量。其他年龄段儿童的食物摄入量可参考附录。

三、中国儿童平衡膳食算盘（2016）

算盘分6层，从下往上依次为：油盐类、大豆坚果奶类、鱼禽肉蛋水产品类、水果类、蔬菜类、谷薯类。橘色算珠代表谷物，每天应该摄入5~6份；绿色代表蔬菜，每天4~5份；蓝色代表水果，每天3~4份；紫色代表动物性食物，每天2~3份；黄色代表大豆坚果奶制品，每天2份；红色代表油盐，每天1份。儿童挎着水壶跑步，表达了鼓励喝白开水，不忘天天运动、积极锻炼身体的推荐。

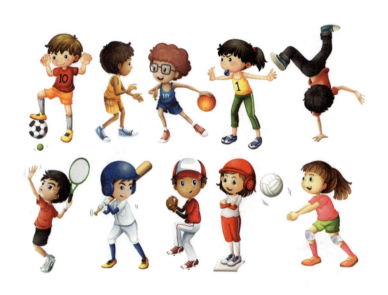

附录　学龄儿童各类食物建议摄入量*

食物类别	7岁~	11岁~	14~17岁
谷类(克/天)	150~200	225~250	250~300
—全谷物和杂豆(克/天)	30~70		50~100
薯类(克/天)	25~50		50~100
蔬菜类(克/天)	300	400~450	450~500
水果类(克/天)	150~200	200~300	300~350
畜禽肉(克/天)	40	50	50~75
水产品(克/天)	40	50	50~75
蛋类(克/天)	25~40	40~50	50
奶及奶制品(克/天)	300	300	300
大豆(克/周)	105	105	105~175
坚果(克/周)	—	50~70	

*能量需要量水平计算,按照7岁~(1400~1600千卡/天),11岁~(1800~2000千卡/天),14岁~(2000~2400千卡/天)。

引自:中国营养学会.中国居民膳食指南(2016).北京:人民卫生出版社,2016.

主要参考文献

1. 中国学生营养与健康促进会. 中国儿童青少年营养与健康报告2014：倡导学生饮食教育,圆梦中国少年. 北京：中国人口出版社,2014.
2. 中国学生营养与健康促进会. 中国儿童青少年营养与健康报告2011：培养健康饮食行为,促进儿童健康成长. 北京：中国人口出版社,2011.
3. 北京市中小学生健康膳食指引. 北京：中国协和医科大学出版社,2014.
4. Vaitkeviciute R,Ball LE,Harris N. The relationship between food literacy and dietary intake in adolescents：a systematic review. Public Health Nutrition,2014,18(4)：649-658.
5. Nowak AJ,Kolouch G,Schneyer L,et al. Building Food Literacy and Positive Relationships with Healthy Food in Children through School Gardens. Childhood Obesity,2012,8(4)：392-395.
6. Williams L,Campbell K,Abbott G,et al. Is maternal nutrition knowledge more strongly associated with the diets of mothers or their school-aged children？Public Health Nutrition,2012,15(8)：1396-1401.
7. Verzeletti C,Maes L,Santinello M,et al. Food-related family lifestyle associated with fruit and vegetable consumption among young adolescents in Belgium Flanders and the Veneto Region of Italy.Appetite,2010,54(2)：394-397.
8. Pearson N,Biddle S JH,Gorely T. Family correlates of fruit and vegetable consumption in children and adolescents：a systematic review. Public Health Nutrition,2008,12(2)：267-283.
9. Arcan C,Neumark-Sztainer D,HannanP,et al. Parental eating behaviours,home food environment and adolescent intakes of fruits,vegetables and dairy foods：longitudinal findings from Project EAT. Public Health Nutrition,2007,10(11)：1257-1265.
10. 宫伟彦,郭海军,刘伟佳,等. 沈阳、广州、武汉和成都四城市中小学生饮食行为调查分析. 卫生研究, 2015, 44(3): 486-489, 493.

11. 冯月明, 梁新新, 朱文丽, 等. 北京市丰台区小学生饮食行为现状及其家庭影响因素. 中国学校卫生, 2015, 36(1): 37-39.

12. 赫喆. "知、信、行"理论在我国居民营养教育中的应用及效果评价. 中国民康医学, 2014, 26(19): 91-92, 105.

13. 陈文军, 闫晗, 谷园园, 等. 合肥一年级小学生饮食行为与家长营养知识关联性分析. 中国学校卫生, 2014, 35(6): 829-831.

14. 王瑞娟, 王会贞, 娄晓民, 等. 河南省部分营养改善计划试点学校学生营养 KAP 现状. 中国学校卫生, 2014, 35(5): 646-648.

15. 秦秀丽, 张文倩, 华丽, 等. 家庭饮食环境对儿童饮食行为的影响. 护理研究, 2014, 28(12): 4228-4230.

16. 李香玉, 申香丹, 张凯, 等. 对贫困地区儿童实施"营养课堂"效果评价. 中国儿童保健杂志. 2014, 22(8): 892-894.

17. 张文辉, 王智勇, 王玉江, 等. 学生健康饮食行为与其母亲文化程度之间关系的探讨. 预防医学论坛, 2014, 20(3): 177-179.

18. 刘红花, 陈津津. 父母影响下儿童饮食行为的形成. 中国儿童保健杂志, 2014, 22(2): 161-163.

19. 蔡佳音, 王芳, 刘晓曦, 等. 儿童营养改善措施的国际经验及启示. 中国健康教育, 2013, 29(3): 255-258.

20. 胡小琪, 张倩, 张俊黎, 等. 城市儿童 1988 年和 2008 年食物喜好及购买情况比较. 中国学校卫生, 2011, 32(12): 1412-1414.

21. 马冠生, 张倩, 刘爱玲, 等. 4 城市儿童少年西式快餐消费行为 10 年变化分析. 中国健康教育, 2011, 27(12): 887-889.

22. 苏虹, 单晓伟. 中小学生饮食行为现状及其影响因素研究进展. 中华流行病学杂志, 2011, 32(8): 751-755.

23. 裴正存, 王海俊, 李百惠, 等. 北京市小学生膳食营养健康教育效果评价. 中国学校卫生, 2011, 32(7): 779-780, 785.

24. 赵伟明, 李吴萍, 陶秀娟, 等. 营养教育对学生饮食行为及营养状况的影响. 中国妇幼保健, 2011, 12: 1780-1782.

25. 马冠生. 儿童少年的饮食行为及影响因素. 中国健康教育, 2005, 21(5): 337-340.

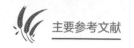

26. 马冠生,胡小琪,吴瑾,等.父母提示对儿童少年饮食行为的影响.中国学校卫生,2002,23(6):486-487.

27. 马文军,杜琳,林国桢,等.父母及家庭环境因素对中小学生饮食行为的影响.疾病控制杂志,2001,5(2):125-127

28. J SchotteDE,Cools J,McNally RJ. Film-induced negative affect triggers overeating in restrained eaters. Abnorm Psychol,1990,99(3):317-320.

29. Lowe,M.R.,Maycock,B.Restraint,disinhibition,hunger and negative affect eating. Addict Behav,1988.13,369-377.

30. Udo T,Grilo CM,Brownell KD,et al. Modeling the effects of positive and negative mood on the ability to resist eating in obese and non-obese individuals. Eating Behavior,2013,14(1):40-46.

31. Koball AM,Meers MR,Storfer-Isser A,et al. Eating when bored:revision of the emotional eating scale with a focus on boredom. Health Psychology,2012,31(4):521-524.

32. Lyman,B.The nutritional values and food groupcharacteristics of food preferred during various emotions. Journal of Psychology,1982 :112,121-127.

33. Konttinen H1,MH1,Mne S,et al. Emotional eating,depressive symptoms and self-reported food consumption.A population-based study. Appetite,2010,54(3):473-439.

34. 陈贵,郭桂平,肖水源,等.超重肥胖青少年的负性情绪与进食障碍倾向.中国心理卫生杂志,2015,29(1):16-21.

35. Robinson E,Aveyard P,Daley A,et al. Eating attentively:a systematic review and meta-analysis of the effect of food intake memory and awareness on eating. American Journal of Clinical Nutrition,2013,97(4):728-742.

36. Braude L,Stevenson RJ. Watching television while eating increases energy intake. Examining the mechanisms in female participants. Appetite,2014,76(5):9-16.

37. Coon KA,Goldberg J,Rogers BL,et al.Relationships between use of television during meals and children's food consumption patterns. Pediatrics,2001,107(1):E7.

38. Oldham-Cooper RE, Hardman CA, Nicoll CE, et al. Playing a computer game during lunch affects fullness, memory for lunch, and later snack intake. American Journal of Clinical Nutrition, 2011, 93(2): 308-313.

39. Bellissimo N, Pencharz PB, Thomas SG, et al. Effect of television viewing at mealtime on food intake after a glucose preload in boys. Pediatric Research, 2007, 61(6): 745-749

40. Stroebele N, de Castro JM. Listening to music while eating is related to increases in people's food intake and meal duration. Appetite, 2006, 47(3): 285-289.

41. 王晶. 儿童健康与各国政府对垃圾食品广告的管理. 新闻大学, 2011, 1(107): 136-142.

42. MESSIER C. Glucose improvement of memory: a review. European Journal of Pharmacology, 2004, 490(1-3): 33-57.

43. SKERFVING S, L FMARK L, LUNDH T, et al. Late effects of low blood lead concentrations in children on school performance and cognitive functions. Neurotoxicology, 2015, 14(1): 23-37.

44. VALERIA E, VALENTINA R, MARIA P, et al. The effect of breakfast composition and energy contribution on cognitive and academic performance: a systematic review. American Journal of Clinical Nutrition, 2014, 100(2): 626-656.

45. ROBINSON O J, SAHAKIAN B J. A double dissociation in the roles of serotonin and mood in healthy subjects. Biological Psychiatry, 2008, 65(1): 89-92.

46. WYON D P, ABRAHAMSSON L, J RTELIUS M, et al. An experimental study of the effects of energy intake at breakfast on the test performance of 10-year-old children in school. International Journal of Food Sciences & Nutrition, 1997, 48(1): 5-12.

47. 马军, 李珊珊, 王海俊, 等. 五个城市体重正常和超重儿童青少年饮食行为调查. 中国学校卫生, 2009, 30(3): 201-203.

48. Xue Y, Lee E, Ning K, et al. Prevalence of picky eating behaviour in Chinese school-age children and associations with anthropometric parameters and intelligence quotient. A cross-sectional study. Appetite, 2015, 91(12): 248-255.

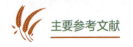

主要参考文献

49. 褚成静,周凌峰,杨敏.不同性别中学生进食障碍及危险因素分析.中国公共卫生,2014,30(10):1244-1246.

50. 梁雪梅,郭兰婷,刘克智.成都市区1486名女性大中学生进食障碍的现况调查.中华流行病学杂志,2008,29(4):321-324.

51. Chen H,Jackson T. Prevalence and sociodemographic correlates of eating disorder endorsements among adolescents and young adults from China. Eur Eat Disord Rev,2008,16(5):375-385.

52. Modan-Moses D,Yaroslavsky A,Kochavi B,et al. Linear growth and final height characteristics in adolescent females with anorexia nervosa. PLoS One,2012,7(9):e45504.

53. Mont L,Castro J,Herreros B,et al. Reversibility of cardiac abnormalities in adolescents with anorexia nervosa after weight recovery. J Am Acad Child Adolesc Psychiatry,2003,42(7):808-813.

54. 景睿,韩连堂,刘晓冬.学龄儿童单纯性肥胖发生危险因素的Meta分析.中国医院统计,2008,15(4):307-309.

55. Dong B,Wang Z,Wang HJ,Ma J. Associations between adiposity indicators and elevated blood pressure among Chinese children and adolescents. Journal of Human Hypertension,2015,29(4):236-240.

56. Cai L,Wu Y,Cheskin LJ,et al. Effect of childhood obesity prevention programmes on blood lipids:a systematic review and meta-analysis. Obesity Reviews,2014,15(12):933-944.

57. Herman KM,Craig CL,Gauvin L,et al. Tracking of obesity and physical activity from childhood to adulthood:the Physical Activity Longitudinal Study. International Journal of Pediatric Obesity,2009,4(4):281-288.

58. Liang Y,Hou D,Zhao X,et al. Childhood obesity affects adult metabolic syndrome and diabetes.Endocrine,2015(PMID:25754912).

59. Petkeviciene J,Klumbiene J,Kriaucioniene V,et al. Anthropometric measurements in childhood and prediction of cardiovascular risk factors in adulthood:Kaunas cardiovascular risk cohort study. BMC Public Health,2015,1528(PMID:25778226).

60. Juonala M, Magnussen CG, Berenson GS, et al. Childhood adiposity, adult adiposity, and cardiovascular risk factors. New England Journal of Medicine, 2011, 365(20): 1876-1885.

61. Franks PW, Hanson RL, Knowler WC, et al. Childhood obesity, other cardiovascular risk factors, and premature death. New England Journal of Medicine, 2010, 362(6): 485-493.

62. de Onis M, Onyango AW, Borghi E, et al. Development of a WHO growth reference for school-aged children and adolescents. Bulletin of World Health Organization, 2007, 85(9): 660-667.

63. 中国营养学会. 中国居民膳食指南(2016). 北京: 人民卫生出版社, 2016.